JN017498

「チーム医療」とは何か

患者・利用者本位のアプローチに向けて

第2版

細田満和子

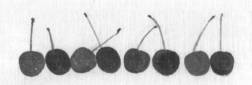

Lesieur

日本看護協会出版会

■■■［第2版］まえがき

　本書の元となる書籍は，2003年に上梓された『「チーム医療」の理想と現実』で，その9年後，2012年に大幅加筆修正して，『「チーム医療」とは何か——医療とケアに生かす社会学からのアプローチ』を刊行した。そして，この度さらに9年後の2021年に，『「チーム医療」とは何か　第2版——患者・利用者本位のアプローチに向けて』が出版の運びとなった。

　一連の本は，社会学を学問的背景として持つ筆者が，フィールドワークを基に，その時々で変化を続けている「チーム医療」とは何だろうという疑問に答えてゆく旅路の記録といえる。前回の改訂から9年が経過する中で，医療や看護をめぐる状況はさらなる変貌を遂げている。大きく上げると3点である。第一により鮮明化する病院中心から地域・在宅への医療移行，第二に「特定行為に係る看護師の研修制度」における看護師の養成や実践の本格化，第三に患者や家族の当事者としての医療参画の進展である。このような変化を受けて，「チーム医療」の認識と実践も変わってきている。

　今や「チーム医療」の主体は，医療従事者間だけではなく，地域や福祉も含めた多職種であり，さらに当事者（患者・利用者・家族・市民）である。現場の最新の動向を反映する形で，「チーム医療」とは何かを考えるヒントを提示できればと思って執筆した。読者の皆様に，それぞれの現場で役立てていただければ幸いである。

2021年10月　著者記す

■■■［第1版］まえがき

　本書は，2003年に上梓された『「チーム医療」の理念と現実』をもとに，現在の状況に合った内容にするため大幅に加筆修正し，新たに『「チーム医療」とは何か』という題名で出版されたものである。

　『「チーム医療」の理念と現実』を書き上げてから9年の月日が経った。この間，日本では不安定な経済状況や高齢化への懸念から医療費の伸びが抑えられ，医師や看護師の不足，それに伴う過剰労働，産科や小児科の不足，がん難民・お産難民・介護難民が生じ，いわゆる「医療崩壊」といわれる事態が深刻化していった。その中で，ますます医療者の連携や役割分担の必要性が訴えられてきた。そしてその際に，「チーム医療」が重要だという議論がされるようになってきた。

　こうした9年間の推移を，私は遠くアメリカから垣間見ていた。当初は2年間の予定で2004年に渡米し，その後，結局ニューヨークに3年半，ボストンに4年住むことになったからである。書籍やインターネットを通じて知る日本の医療の一大事を心配しつつ，初めは誇張なのではないかと疑い，日本にいる友人知人の医療関係者たちに本当のところはどうなのかと聞いてまわった。すると，皆一様に本当に日本の医療は大変なことになっているのだ，と訴えていた。ある子育てで休職している看護師は小児医療の危機を，ある整形外科医は産婦人科を開業していた姉がお産を取ることをやめて婦人科専門になったという個人的経験も含めて，産科医療の危機を語ってくれた。皆，「医療崩壊」を身近に感じ，これから先どのようになってしまうのだろうと本気で憂慮していた。

　しかし，このような現場の声とまったく違う意見をアメリカで聞く機会もあった。それは何人かの日本からハーバード公衆衛生大学院に留学してきている人たちからであった。彼ら／彼女らは，「医療崩壊」はマスコミが言っているだけで，そんなものはないと言い切っていた。あるとき，私がハ

ーバードの学生を対象に日本の医療を紹介する機会があった。そこで日本の保健医療制度や皆保険のしくみとともに「医療崩壊」について言及する事前案を，彼ら／彼女らに見せたところ，「医療崩壊はないのだから，そんな説明をしては困る」と言われた。こうした留学生は1年か2年だけ日本を離れてアメリカに来ているのだから，私よりもよほど日本のことを知っているだろうと思っていたのだが，現場の認識とあまりにもかけ離れている見解だと，たいそう驚いた記憶がある。

　今，大変なことになっている日本の医療を立て直そうと，多くの人々が問題を真剣に考え，解決に向けた方策を探り，実行に移そうとしている。多くの人々というのは，政治家や官僚といった政策決定者だけではなく，医療専門職，患者，一般市民，メディア，医療関連企業の人々であり，私たち人文社会系の研究者も含む。これからの医療をどのようにしていくかという課題に，関係するすべての人々が意見を出し合い，同じ目標を持って達成のための業務を遂行していくことは「医療ガバナンス」と呼ばれている。たとえば2011年12月に香港で開催された「アジアにおけるヘルスケア改革会議」でも，「医療ガバナンス」は最も注目されるテーマの一つで，中国，韓国，バングラディシュ，インド，オーストラリアなど各国の試みが紹介されていた。

　こうした「医療ガバナンス」への注目は，歓迎すべきことだと思う。そしてそれは私自身の反省にもつながる。『「チーム医療」の理念と現実』を書いていた時，私は社会学研究者として，ある意味で傍観者の立場をとっていた。「現場の当事者の考えるチーム医療について概念整理をしますから，あとは現場の方々で考えてください」というスタンスであったのだ。当時の私は，社会科学の研究者というのは，対象から一歩引いた立ち位置で，対象に介入しないことが是であるという因習にとらわれていたからである。

　しかしアメリカにおいて，ニューヨークではコロンビア大学，ボストンではハーバード公衆衛生大学院に研究員として勤務し，世界各国から集まった同僚たちが，自国の医療政策や国際保健など，実際の医療現場に重要

なアクターとしてかかわっている姿を見てきた。また，さまざまな患者会に参加して，社会科学の研究者が会に深くかかわり，患者もそのことを求めていることを知った。さらに，アメリカ社会学会や国際社会学会の医療社会学部会，その他の保健医療に関する社会科学系の学会や会議に参加するたびに，研究者が現場に巻き込まれ（involved）ながら研究を展開している姿を見て，その思いを強くしてきた。

　私も社会学研究者として，現場にかかわれる，むしろかかわらなくてはいけない。次第にそのように思うようになった。それは，「アドボカシー」（日本語では，「代弁」や「権利擁護」と訳されることが多い）ということを，身をもって感じるようになったことにもつながるだろう。当事者のことは当事者にしかわからない，という風潮が日本にはあるように思う。しかし，そうではない。当事者でなくても，当事者に寄り添うことができる。それが「アドボカシー」ということなのだろう。

　実はそのことに気づくヒントは，『「チーム医療」の理念と現実』の中にすでに記述されていた。聖路加看護大学学長（現）の井部俊子氏が「推薦のことば」の中で，「チーム医療は，多層かつ多文脈にわたっており，医療社会学者もまたチーム医療という世界に参加可能である」と書いてくださっていたのだ。医療の現場では扉を開けて待っていてくれたのに，因習に縛られ，また海外にいることにかまけていて，これまであまりその世界に足を踏み入れてこなかったことを猛反省しつつ，本書は書かれた。

　本書は，今後，研究者として現場に正面から向き合い，参画していこうという私の研究者としての決意の表れでもある。「チーム医療」に関心のあるすべての人——医療従事者も患者も一般市民も，もちろん研究者にも——に，ぜひ本書を手に取り，チーム医療の実現のために力を合わせていただきたい。

2012年5月　著者記す

■■■『「チーム医療」の理想と現実』推薦のことば

　本書は，新進気鋭の医療社会学者によって書かれた「チーム医療論」である。我々医療従事者が，困ったときの神頼みのように用いる「チーム医療」というキーワードを解明するために，臨床現場でのフィールドワークの結果，本書は生まれた。いわば，我が国における等身大の「チーム医療」という現実であろう。

　本書では，「専門性志向」「患者志向」「職種構成志向」，そして「協働志向」というチーム医療における4つの困難性が語られる。そして終章では，チーム医療への期待と展望が述べられる。

　医療法に登場してくる「医師，歯科医師，薬剤師，看護師その他の医療の担い手」はすべて，チーム医療におけるチームメンバーであり，場合によってはコンダクターともなる。チーム医療はまた，専門職のみから構成されるわけではない。それゆえチーム医療は，多層かつ多文脈にわたっており，医療社会学者もまたチーム医療という世界に参加可能である。医療がその密室性という批判を払拭するには，多種多様な専門家の参入が求められる。

　医療社会学の研究者として書かれた学術論文が巻末に資料として収載されており，とりわけ，医療における管理者や研究者にとって読み応えがあり，示唆に富んでいる。

　現実の医療チームをひも解くと，このようになるのだという医療社会学者のメッセージは，チーム医療を希求する医療者に知的な方向性をもたらしてくれるであろう。

2003年7月

聖路加看護大学教授（看護管理学）

井　部　俊　子

目次

本書は，2003 年に弊社より刊行した『「チーム医療」の理念と現実──看護に生かす医療社会学からのアプローチ』を改題し，大幅に加筆・修正，再編集したものです。

序章

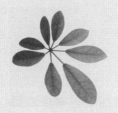

あなたにとって
「チーム医療」とは？

あなたにとって「チーム医療」とは？

●●●●「チーム医療」への医療界の関心

　今日，医療界では「チーム医療」に対してますます高い関心が寄せられるようになっている。「医学中央雑誌」（日本の医療に関する論文のデータベース）で「チーム」をキーワードとして「チーム医療」に関する論文を検索してみると，1987 年には 194 件だったが，その 10 年後の 1997 年には 434 件，20 年後の 2007 年には 6,122 件と急速に増加している（**図 1**）。30 年後の2017 年には 9,150 件であるが，2015 年には 10,010 件と 1 万件を超えた。

　看護師の間では比較的古くから「チーム医療」という言葉が使われてきて

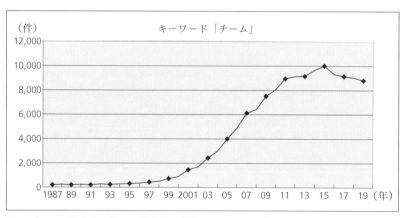

図1　「チーム医療」に関する論文数の推移（1987-2019）
　　　［医学中央雑誌データベース医中誌 Web を利用して筆者が作成］

おり，すでに 1970 年代に「総合医療をめざすチームの成員相互の民主的な共働関係」という意味で使用されている例がある[1]。同時期，医師の間でも，リハビリテーションやプライマリーケアの分野において「チーム医療」という言葉が使われている例がある。「専門化してきた多くの職種をチームとして協力させる。統合といいますか，インテグレートしてチーム医療を作り上げるという努力が必要です」[2]。

　このように従来から「チーム医療」という言葉は使われてきたわけだが[注1]，近年の急激な関心の高まりは注目に値する。看護界で「チーム医療」という言葉が大量に流通していることはいうまでもないが，医師や薬剤師やそのほかの医療従事者の間でも「チーム医療」という言葉が広範に使われるようになっている。

　どんな職種の執筆者が「チーム医療」の論文を書いているのかを調べてみると，1987 年では，6 本中 5 本は看護師によるもので，医師は 1 本だけ，その他の職種はまったくなかった（図2）。ところがその 10 年後の 1987 年になると，看護師は 30 本，医師は 11 本，薬剤師は 20 本，栄養士は 3 本，理学療法士は 5 本，作業療法士は 8 本となり，看護師以外の職種も「チーム医療」についての論文を書き始めていることがわかる。さらに 5 年後の 2002 年には，看護師 206 本，医師 140 本，薬剤師 73 本，栄養士 37 本，理学療法士 41 本，作業療法士 29 本，2007 年になると看護師 658 本，医師 472 本，薬剤師 227 本，栄養士 153 本，理学療法士 126 本，作業療法士 83 本と急増している。さらに，これまで最も「チーム医療」に関する論文数の多かった 2015 年においては，看護師 1,326 本，医師 1,042 本，薬剤師 440 本，栄養士 231 本，理学療法士 208 本，作業療法士 194 本であった。

　また，2000 年に日本医師会から出された「医の倫理綱領」の注釈には，「医師相互間の交流や協力のほかに，医師と看護職をはじめとする各種医療関係職との間の協力が従来にも増して重要であり，いわゆるチーム医療の重要性が強調される」[3]とある。薬剤師に関しては，「新顔」として「チーム医療」のメンバーの一員となることに並々ならぬ関心を寄せていることが，1995

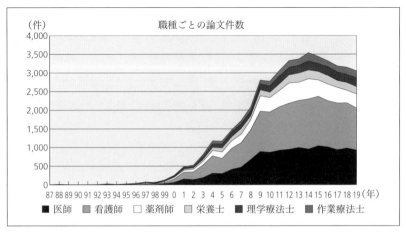

図2　職種別のチームに関する論文数の推移（1987-2019）
　　　　［医学中央雑誌データベース医中誌 Web を利用して筆者が作成］

年の論文から読み取れる[4)]。

●●● 「チーム医療」というテーマ　●●●

　筆者はこれまで，医療にかかわりを持つさまざまな人々——患者，患者家族，医療従事者など——の関係性を探るため，いくつかの病院や患者会で参与観察をしたり，患者や患者家族，看護師，医師，薬剤師，理学療法士，作業療法士など多職種の医療従事者にヒアリングをしたりといった，フィールドワークを行ってきた。

　病院での最初の参与観察は，1997 年 6 月から 7 月にかけて約 1 カ月半，都内のある病院で実施した。この間，筆者は，白衣を着て研究者という肩書きと氏名を明記した名札を胸に下げ，病院の中を自由に歩き回ることを許された。主に看護師の後について，ナースステーションはもとより病室から中央材料室まで入り込み，時には配膳やシーツ交換を手伝いながら，時には職員食堂で一緒に食事をとりながら，病院におけるさまざまな医療従事者の姿を見て，声を聞いてきた。

　この調査の中で，筆者は，医療従事者から「チーム医療」という言葉が発

せられるのをしばしば耳にした。彼らが「チーム医療」と言うとき，皆一様にその重要性を訴えていた。ところが，それと同時に彼らは「チーム医療」を実際に行うことは難しいと嘆いていた。重要という共通了解がありながら，実現困難な「チーム医療」とはいったいどういうものなのか。やがて筆者は「チーム医療」というテーマに興味を持つようになった。

　そこで筆者は，以後の参与観察やヒアリングといった調査のとき，「チーム医療」について聞くことにしてみた。調査から得られた声のいくつかを，フィールドノートから紹介してみよう。

　「チーム医療っていってもね，まだまだウチなんか幼稚な段階だからねぇ」

（総合病院の内科医師）

　「チーム医療？　やってますよ。病院と違うから。いろんな職種の人が一緒にやってますよ。それでないとやっていけませんよ」

（訪問看護ステーションの看護師）

　「チーム医療っていえるかどうかわからないけど，ここには OT（作業療法士），PT（理学療法士），ST（言語聴覚士），心理（臨床心理士），一通りの職種はいますよ」

（リハビリテーション病院の理学療法士，括弧内は筆者挿入）

　「みんなチーム医療，って言いますけどね。チーム医療というのは，医者や看護婦（ママ），その他いろいろな人たちがともに働くということでしょ。でもどう見てもそうじゃない。本当のチーム医療というのとは違う」

（総合病院の社会福祉士）

　「自分の所属する施設は幼稚な『チーム医療』にすぎない」と言う医師がいる。それでは成熟した「チーム医療」があるのだろうか？

　「チーム医療」でないとやっていけないと言いながら，在宅看護をしている看護師がいる。「病院と違うから」ということは，病院では「チーム医療」でなくてもやっていけるということなのだろうか？

　「チーム医療」ということで，数々の職種を挙げる理学療法士がいる。多職種がそろっていることが「チーム医療」の条件なのだろうか？

　周りから「チーム医療」と言われながらも，自分では本当の「チーム医療」とは思っていない社会福祉士がいる。本当の「チーム医療」とは何なのだろう？

　これらはほんの一部を紹介したにすぎないが，「チーム医療」に対する見方がさまざまであることがわかる。

　いったい「チーム医療」とは，いかなるものなのだろうか。「チーム医療」という言葉からは，「チーム」で行う「医療」，一人の患者に対して複数の医療従事者がかかわること，といったことが想起される。ただ，上記のように，個々の医療従事者によって，「チーム医療」として考えられているもの，あるいは現場で「チーム医療」として実践されていることは，実に多様なのである。

　このように「チーム医療」が重要なものと考えられつつ，なかなか捉えがたい概念であることは，日本に限らず諸外国でも共通である。たとえばアメリカでは，一人の患者に多くの専門職がチームとして協力するという形は，比較的早い時期から構想されていた。すでに1963年発行のある小児科の雑誌の表紙には，患者である赤ちゃんのベッドサイドに，さまざまな関係する医療職が集まって赤ちゃんを見つめているという写真が載っていた（The National Foundation, 1963）。その医療職とは，小児科専門看護師，小児科医，医療ソーシャルワーカー，泌尿器科医，病棟管理者，理学療法士，検査技師，神経外科補助者，神経外科医，運動療法士，整形外科医，小児科補助者である。これは，一人の患者に対してさまざまな職種が，対等な立場でかかわるという医療の形を意味している。

　しかしいくらすでに1960年代に理念としての協働は先行してあったにし

ても，それを実現するのには時間がかかっていることもわかる。今日に至るまでの長い間，医師とその他の職種との協働やチームケアというのは，アメリカでも「やかましいだけの言葉Buzz words」や「神話myth」などともいわれてきている。

　本書では，さまざまに解釈され，実践されている「チーム医療」について，社会学の視点からアプローチしていきたい^{注2)}。

●●●●「チーム医療」を見る視点　　　　　　　●●●

　ひとくちに社会学といっても，対象の設定，検証の方法，分析の仕方は千差万別で，さまざまな立場がある。その中で，本書で筆者が依拠する立場は，知識社会学といわれているものに近い。知識社会学では，人々の「日常生活の世界」を理解することが課題になる。理論家たちの〈観念〉ではなくて，「人びとがその日常生活で〈現実〉として〈知っている〉ところのもの」⁵⁾が社会を成り立たせると考え，それを理解しようとするのである。

　こうした知識社会学に依拠しながら，本書では，医療に従事する当事者たちが，日々の医療活動において「チーム医療」と考えているもの，「チーム医療」として実践していることを明らかにすることを試みる。当事者の認識と実践を知る資料は，参与観察やヒアリングといったフィールドワークで得た情報，医療従事者などによって書かれた著作や論文などに求める。分析の際には当事者の「志向性」に着目し，それらの「類型化」を行う。すなわち，当事者たちが「チーム医療」というときに，どのような医療の形を想定し求めているのかを明らかにし，いくつかのタイプに分けてみるということである。こうした作業を通じて，当事者にとっての「チーム医療」とは何かという問いに，一つの視点が与えられるだろう。

　ただし本書では，「チーム医療」の一義的な定義をすることはしない。たとえば「チーム医療」を，複数の職種の者が一人の患者に対して仕事をするという意味で捉えている場合もあれば，医療従事者同士が対等という認識をもつことを必要条件と考えている場合もある。さらにもっと違った捉え

方もあろう。ここでは，当事者たちのこうしたさまざまな捉え方に注目し，それらを描き出そうとする。また，本書では「チーム医療」のあるべき姿を描き出すこともしない。それは，現場の当事者同士による議論と実践の中から生成されるものと考えるからである。

　しかしながら本書では，「チーム医療」の理論的示唆を，専門性が異なる職種が連携して医療ケアにあたるからこそ，多様性を持つ対象のニーズに応えることができると考える。そして，「チーム医療」が「人々の満たされないニーズに応える」という期待を担うものと捉える。そして，「チーム医療」を実践し成功している事例を基に，「チーム医療」を実現するためのさまざまな工夫や努力について概観してみる。事例をもとに，自らの実践の場での応用可能性を考えてもらいたいからである。

　以上をまとめよう。本書では曖昧で多様な捉え方をされている「チーム医療」を整理し，チーム医療の理論的示唆が何であるかを考え，実践例を紹介することによって，「チーム医療」を困難であるが必要と考える医療従事者に，実現のための一つの手がかりを用意していきたい。

　本書の構成を簡単に示しておこう。まず第1章では，「チーム医療」という言葉が使用されるようになった歴史的経緯と今日の「チーム医療」という言葉の使われ方を概観する。その際，戦後日本の新しい医療法に基づいて近代的病院が誕生したこと，新規にさまざまな医療関係職種が国家資格として誕生したことを背景として言及する。そして，今日の社会的変化に対応して，「チーム医療」が制度に組み込まれたり，看護職が専門性を高めたりしていく状況を，専門看護師，認定看護師，認定看護管理者，特定行為に係る看護師の研修制度の現状を概観することで把握する。

　第2章ではフィールドワークによって収集された「チーム医療」に関する諸言説を基に，「チーム医療」の概念を構成する諸要素を抽出する。そして諸要素を，「専門性志向」「患者志向」「職種構成志向」「協働志向」と名づけ，詳細を記述する。

　そして第3章では，「チーム医療」を構成する4つの要素同士の関係性を

考察することで，4つの要素が互いに緊張関係にあることを示す。そして，「チーム医療」の構成要素そのものが「チーム医療」を困難にしているという逆説を，当事者の諸実践を検証することで解明する。

　第4章では，「チーム医療」とは何かということを，関連する研究を参照しながら理論的な視座から考えてみる。ここまででみてきた現場の視点からの「チーム医療」を支える論理はどのようなものなのかということを，社会学やパブリックヘルスの「健康の社会的決定要因」といった考え方から考察していきたい。

　第5章では，病院と地域の連携や，「チーム医療」や「チーム・アプローチ」や多職種協働のための医療者の再編の議論など，これからの医療ケアのあり方を示そうとする事例を概観する。異なる専門性を持つ複数の医療者が患者を見て，患者や家族を交えつつ情報や意見を交換することで，患者のニーズに最も合った医療提供が可能になるという「チーム医療」の論理に言及しつつ，今日ますます高まるチームで行う医療ケアへの期待と，そのための条件を示したい。

　第6章では，「健康に関する社会運動（Health Social Movements；HSMs）」という概念を援用しつつ，医療従事者だけではなく病気や障がいのある当事者や家族などが参加する当事者（患者）・市民協働参画（Patient and Public Involvement；PPI）や患者会の動きについて紹介する。

　最後に第7章で，「チーム医療ワークショップ」の方法と実践例を掲載している。

　なお本書には，本文の他に関連文献として論文1本を掲載している。併せてご覧いただきたい。

注

注1）「チーム医療」という言葉が使われるようになった歴史的過程については，第1章で概観する。
注2）筆者は，「チーム医療」というテーマでいくつかの論文を発表している。本書「関連論文」に再録されているのは，その一部である。

※本文を通して，一次資料として引用した文献の著者（著者が複数にわたる場合は主著者）については，その職種を括弧内に記す。

引用・参考文献

1）中西睦子（看護師）：チーム医療における医師―看護婦関係，看護，29（5），p.6，1977.
2）砂原茂一（医師）（若月俊一との対談）：チーム医療と医療チーム（上），病院，38（3），p.200，1979.
3）日本医師会会員の倫理向上に関する検討委員会：医の倫理綱領・医の倫理綱領注釈，日本医師会雑誌，123（6），p.819，2000.
4）斎藤文昭（薬剤師）：チーム医療の実践，新薬と治療，45（8），p.12，1995.
5）Berger, P. and Luckmann,T.：The Social Construction of Reality：A Treatise in the Sociology of Knowledge, Anchor Press／Doubleday, 1966.（山口節郎訳：日常世界の構成―アイデンティティと社会の弁証法，新曜社，p.24，1977.）

研究者のひとりごと

　重要だけれど，実現が難しいものって，たくさんありますよね。たとえば，「自由」とか，「健康」とか。言葉自体を考えると，難しくてわからなくなってしまいます。でも，自分にとってそれがどういうものなのか，他の人にとってはどうなのかと考えてみると，少しわかってくるのではないでしょうか。

　「チーム医療」もそうです。あなたにとっての「チーム医療」はどういうものですか？　本書では，皆さんと一緒に，看護師にとっての「チーム医療」，医師にとっての「チーム医療」，薬剤師にとっての「チーム医療」など，さまざまな職種の人々の「チーム医療」を見ていきます。他の職種の人々にとっての「チーム医療」を見ていくことで，あなたにとっての「チーム医療」もきっとわかってくるはずです。

第 1 章

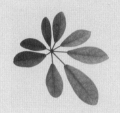

「チーム医療」は
どう変化してきたのか

「病院」の誕生

　序章の冒頭で説明したとおり，文献で確認できるかぎり「チーム医療」という言葉が初めて使用されたのは，1970年代になってからである。では，いったいどんな文脈から「チーム医療」という発想が出現してきたのだろうか。第1章では「チーム医療」という発想が生まれてきた要因，そして「チーム医療」という言葉が広まってきた過程について，歴史を遡って見ていく。今日の「チーム医療」を理解する目的からすると，少し回り道にはなるが，「チーム医療」の起源をたどることで，現在の「チーム医療」がよりよくわかってくるだろう。

●●● チームで行う医療の歴史　　　　　●●●

　まず，「チーム医療」に含意される，"複数の医療従事者が医療にかかわる"という発想が，どのように生じてきたのか概観してみよう。

　明治以来日本の医療体制は「自由開業医制」をとっており，そこでは医師のみに，医療提供者としての権利と義務が負わされてきた[1]。医療が，医師や看護師のほか，検査にかかわる診療放射線技師や臨床検査技師，リハビリテーションにかかわる理学療法士や作業療法士，食事を提供する栄養士などによって担われるという発想が出てきたのは，第二次世界大戦の後である[注1]。そもそも戦前においては，医師と看護師と薬剤師以外に法律で身分を定められている職種は存在しなかった[2][注2]。

　それまでの多くの病院や診療所は，「開業医の家」の延長上という位置づ

けであり，診療が医療の中心であり，入院患者の看護や身の回りの世話全般は医療の対象外であった[3]。病者の世話は，家族や付き添い婦などに任されており，こうした人々が病室にコンロや鍋釜を持ち込み，食事を用意したり，寝具を持ち込んだり，洗濯をしたりしていた[4]。ところが戦後，診療のほかにも，看護や給食，物品の補給なども医療として提供される必要性が認められるようになった。この変化の大きな要因は，1948（昭和 23）年に施行された新しい医療法に代表される，戦後の占領軍による医療改革である[注3]。

●●●「病院」の誕生　　　　　　　　　　　　　　　　●●●

　前述したが，戦前の日本における医療体制には，明治以来からの「自由開業医制」が引き継がれ，医療が提供される主な場所は「開業医の家」，すなわち「診療所」であった。戦前においても，もちろん病院は存在したが，そこは主に比較的裕福な人々が行くところか，貧しい人々が学用患者として利用されるところであった[5][6]。戦前の国家が期待する医療の役割は，富国強兵という目標達成のため，健康な者（労働者と兵士になりうる者）だけを選別するというものであった。特に戦時下の医療では，病者は切り捨てられ隔離され，丈夫な者だけが保護される事態となり，人々の健康や病気は，医療ではなく警察行政の管理の下に置かれていた[7]。もちろん個別の医療従事者を対象に見れば，病者を助け，貧しい人々に寄り添う者もいたが，潮流としては上記のようなものであったと理解されている。

　ところが戦後，占領軍の施策で医療体制は大きく変わった。その変化の支柱になるのが，近代的な「病院」の誕生であった[注4]。占領軍の PHW（Public Health and Welfare Section）によって，1946（昭和 21）年から，日本医師会や厚生省（当時）関係者などとの協議が重ねられ，日本の医療供給体制は抜本的改革が図られた[8]。PHW 関係者は，当時の日本の医療供給体制を劣悪なものと評価しており，「病院」を近代化する必要性が強調され，強力に推進された。その成果が 1948（昭和 23）年の医療法である。医療法

第1条の五で「病院」は，次のように定義された。

　「医師又は歯科医師が，公衆又は特定多数人のため医業又は歯科医業を行う場所であつて，患者二十人以上の収容施設を有するものをいう。病院は，傷病者が，科学的でかつ適正な診療を受けることができる便宜を与えることを主たる目的として組織され，かつ，運営されるものでなければならない」[9]。

　医療法以前は，病院と診療所とは規模が異なるだけで，質的機能的な差異は示されなかった[注5]。しかし，新しい医療法では，病院に対して，診療内容を考慮した設備上の具体的な基準を満たし，科学的で適正な医療を行う場所でなければならないことが要求された。当時，厚生省医務局医務課の技官として医療法の制定に携わった五十嵐義明は，病院と診療所の在り方が明確に区別されたことを，「医療法の制定で改正された最も重要な事項の一つ」であったと，制定16年後の1964（昭和39）年に述懐している[10]。

●●●●戦後の新しい医療の形　　　　　　　　●●●

　新しい医療法に基づく医療の形は，『病院』という雑誌の中でさかんに論じられてきた[注6]。1950年代の『病院』では，複数の医療従事者がかかわる新しい医療の形は，しばしば「オーケストラ」のメタファー（隠喩）で表現された。たとえば当時の厚生省技官であった小西宏はこう書いている。

　「シンフォニー・オーケストラは，管，絃，打の各楽器が一人の指揮者によって一糸乱れぬ演奏を行わなければならない。（中略）それぞれの専門分野が，各専門職業家によってよく調整統括されると同時に，各分野間に於ける調和がよく保たれなければならぬ」[11]。

　ここでは診療，看護，検査，事務などの各専門分野を担う医療従事者が，

協調してまとまっていくことで，よき医療の提供が可能になることが示されている。これは戦前の医療提供形態と比較すると，まったく異なる発想からなるものである。

　医療が「開業医の家」ではなく，「病院」で行われるようになったことの意味は大きい。病院管理研究所の島内武文は，1950（昭和25）年にこう書いている。

　　「……近代の綜合病院並びに各種病院は，必ずしも院長個人のみで代表されるものとは云えないのであつて，病院の真価はすぐれた院長の下に各科の医員が夫々学識・技術・人格等優秀であり，これに配する諸検査・諸治療，看護等の人員配備，医療事務員，経営管理の部門等多くの人的物的施設に於て標準を保ち，これら相互の間の調和協力が完全な事が必要である。(中略)病床の多い大規模な病院では勿論医療事務は事務員にまかせ，調剤は薬剤師にまかせるのが，合理的であり，中央化の意義にも合致する処である」[12]。

　ここでは，各医療従事者が，それぞれの得意とする専門分野で，持てる力を発揮し，患者のために最適で総合的な医療を提供することは，「病院」において可能になることが示されている。この記述からは，優れた医師がいさえすればよいのではなく，看護や検査や事務などの各部門の人々が一定の水準を保ち，「調和協力」することが，そもそも近代的な「病院」の意味するところであったことが伺える。すなわち「病院」という医療提供の形が，「チーム医療」そのものであったといえよう。

●●●「病院」における医療　　　●●●

　1960年代になると，医療における諸従事者の人間関係の在り方に関心が向くようになる。1962年の雑誌『病院』では「人間関係」と題する特集が組まれた。そして厚生省病院管理研究所長（以下，役職はすべて当時）の吉田

幸雄の司会で，聖路加国際病院長の橋本寛敏，国立東京療養所長の砂原茂一，立教大学教授で社会学者の杉政孝らが参加する，医療従事者の人間関係についての座談会が開かれ，その内容が掲載された。そこでは医師と看護師との関係はもとより，事務職からボイラー管理職に至るまで，医療にかかわるさまざまな人々が，いかに仕事に対するモラール（志気）を上げ，よい関係を築いていけるかが話し合われた。その中で，司会の吉田によって「チーム」という言葉が使われている [13]。

　1963（昭和38）年には，日本リハビリテーション医学会が創立されたが，リハビリテーションでは，身体障害・言語障害・精神障害等それぞれの障害に対応する専門家の間の「チームワーク」が協調された [14]。雑誌『病院』でも，1965年にリハビリテーションの特集が組まれ，吉田幸雄，砂原茂一，厚生省医務局技官の佐分利輝彦らによって，「チームワーク」「チーム・アプローチ」という言葉が使用された [15]。1966年には，病院管理研究所員の岩佐潔が，「病院から望む好ましい医療制度」と題された座談会の中で「チーム診察」という言葉を [16]，安富徹（医師）が「チーム」という言葉を [17]，駿河台日大病院事務長の井上昌彦が，「一人の患者に対して，病院の全機能がそこに集中するという形」として「組織医療」という言葉を使用している [18]。

　ただ，こうした「病院」の理念が整ってくる中で，実際の運用を支える後ろ盾（主に資金）は極めて限られていた [注7) 19]。そして，そのしわ寄せは医療従事者に及んだ。たとえば看護師は，夜勤が多く，賃金も低く，劣悪な処遇を受けていた。そのことに対する不満は1960年代を通して積み重なり，1970年代には病院看護師のストライキなどが起こり，社会問題にまで発展した [20]。これは，十分な資源が整備されないままに，各職種が協力する医療という理念だけが先行した結果，看護師の業務が加重になった帰結と見ることもできる。そうした状況下であっても，いや，そうした状況であるからこそ，看護師の間では，「病院」の一員として共に働く「チーム医療」への関心が芽生えていったことが推測される。

　このような経過をたどり，序章で紹介したように，1970年代になって「チ

ーム医療」という言葉が初めて使われるようになった。複数の医療従事者が
かかわる医療を意味するのに,「チーム診療」「チーム診察」「組織医療」「医
療チーム」「チーム医療」等,さまざまな言葉が使用される段階を経て,やが
て80年代になってから,「チーム医療」といえばその指示する内容がある程
度共有されるような一つの用語になってきた。

注

注1）明治初期から第二次世界大戦までは,一つの時代としてまとめるには少々範
　　囲が広すぎるが,ここでは暫定的に戦前として一括して扱うことにする。

注2）西洋医学以外で,あん摩や鍼灸の施術者に対する身分法は存在していた。
　　検査やリハビリテーション関係の各職種の成立については,後述する。

注3）戦後の医療技術の向上と医薬品の開発に伴う医療領域の拡大,医療工学の
　　進展,感染症から慢性疾患へという疾病構造の変化も,重要な契機として
　　数え上げられるだろう。

注4）ただし,この時「自由開業医制」は廃止しなかったので,病院制と開業医制
　　という医療の二重構造は,現在に至るまで残存している。

注5）1942（昭和17）年に施行された国民医療法では,10床以上が病院,9床以
　　下が診療所と,規模による区別にとどまっていた。

注6）『病院』は,創刊間もないころは,厚生省（当時）の病院管理研究所と「表裏
　　一体」といわれるほど関係の深い雑誌だったと言われている[21]。第二次世界
　　大戦終了直後に創刊されてからしばらくの間,毎号,病院管理研究所員や
　　厚生省（当時）官僚,医師,看護師,病院事務職等の執筆による記事が掲載
　　されていた。

注7）杉山は,方向性だけを示し,運用のための財政的支援を怠る国家の医療政
　　策を「低医療費政策」といい,明治以来の日本の医療政策の基底であったと
　　いう。

引用・参考文献

1）布施昌一：医師の歴史,中公新書,p.193,1979.
2）基本医療六法編纂委員会：基本医療六法（平成11年版）,中央法規出版,1998.
3）杉山章子：占領期の医療改革,勁草書房,p.90,1995.
4）守屋博：其の他の従事者,病院,2（1）,p.20,1950.

5）川上武：現代日本病人史，勁草書房，p.74，1982.

6）酒井シヅ：日本の医療史，東京書籍，p.412，1982.

7）立川昭二：病気の社会史—文明に探る病因，NHK ブックス，p.184，1971.

8）前掲書 3），p.198.

9）前掲書 2），p.116.

10）五十嵐義明：病院関係諸法規の制定当時の事情，病院，23（6），p.59，1964.

11）小西宏：病院組織と總婦長制度，病院，2（4），p.41，1950.

12）島内武文：近代的病院組織—その發生學的考察と醫療事務（醫事）の業務，病院，2（1），p.16，1950.

13）吉田幸雄，他：座談会　病院における人間関係，病院，21（8），p.61，1962.

14）日本リハビリテーション医学会：増補改訂版　リハビリテーション白書，医歯薬出版，p.22-25，1982.

15）吉田幸雄，他：座談会　リハビリテーション関係者の理解と協力，病院，24（5），p.58-71，1965.

16）岩佐潔，他：座談会　病院から望む好ましい医療制度，病院，25（1），p.51，1966.

17）前掲書 16），p.52.

18）前掲書 16），p.51.

19）前掲書 3），p.206.

20）米山桂三：看護の社会学，未来社，p.172，1981.

21）吉田幸雄：「病院管理研究所」創立 10 年のあゆみ，病院，18（7），p.9，1959.

研究者のひとりごと

　そもそも近代的な「病院」そのものが，「チーム医療」を必要としていた，言い換えると「チーム医療」を前提としていたのですね。それではどうして，「病院」における「チーム医療」は実際には難しいといわれるのでしょうか。「チーム医療」の現実の姿を見ていくことで，この疑問の答えを見つけていこうと思います。

新しい医療関係職種の誕生

　本章を通して，「チーム医療」という発想が生まれてきた要因と，「チーム医療」という言葉が広まってきた過程について，歴史的な概観を行っている。前節では，戦後の近代的な「病院」の誕生が，「チーム医療」という形を前提にしていることが明らかになった。本節では，医療にかかわるさまざまな職種の在り方と「チーム医療」との関係について，歴史を遡って見ていくことにする。

●●● 新しい「国家資格」の誕生　　　　　　　　●●●

　第二次世界大戦以前に，身分法のある職種が医師と看護師と薬剤師だけであったことは前節で述べたが，戦後多くの職種が法的に承認された職種として国家資格となって誕生した。医師や看護師や薬剤師の身分に関する法律も戦後改めて制定されているので，それらを含め，主な職種について，身分法が制定された順に**表1**にまとめた。

　この表からは，戦後すぐの1948（昭和23）年に施行された新しい医療法とともに，医師や看護師や薬剤師の身分法が改めていち早く確立されていることがわかる。1950年代には診療エックス線技師（のちに診療放射線技師）や衛生検査技師（のちに臨床検査技師と衛生検査技師）など検査部門の職種，1960年代には作業療法士や理学療法士などリハビリテーション関連の職種，1980年代には社会福祉士や介護福祉士など福祉関係の職種が，新たに国家資格となっている。

表1　主な国家資格

1948（昭和23）年	医師
1948（昭和23）年	薬剤師
1948（昭和23）年	保健婦（士）（のちに保健師）
1948（昭和23）年	助産婦（のちに助産師）
1948（昭和23）年	看護婦（士）（のちに看護師）
1951（昭和26）年	診療エックス線技師（のちに診療放射線技師）
1958（昭和33）年	衛生検査技師（のちに臨床検査技師と衛生検査技師）
1965（昭和40）年	理学療法士
1965（昭和40）年	作業療法士
1971（昭和46）年	視能訓練士
1987（昭和62）年	社会福祉士
1987（昭和62）年	介護福祉士
1987（昭和62）年	臨床工学技士
1987（昭和62）年	義肢装具士
1991（平成3）年	救急救命士
1997（平成9）年	言語聴覚士
1997（平成9）年	精神保健福祉士
1997（平成9）年	介護支援専門員
2018（平成30）年	公認心理師

　これらの職種は，かつてパラメディカルと呼ばれてきたが，やがてコメディカルと呼ばれるようになった。近年ではより包括的にメディカルスタッフと呼ぼうとする動きもある。

●●●「国家資格化」ということ　　●●●

　ただ，ここで注意しておきたいのは，多くの職種の場合，身分法ができる以前，すなわち国家資格として認められる以前から，その業務を行う者が存在していたということである。たとえば，作業療法士については，国家資格になる10年前の1955（昭和30）年に，「精神病者」(当時ママ)に対して「作業員」や「作業手」と呼ばれる人々が，作業療法を行っていた記録がある[1]。また，社会福祉士については，国家資格となる30年以上も前の1952（昭和28）年から，「ソーシャルワーカー」や，あるいはMedical Social

Worker を略して「MSW」と呼称され，国立大学付属病院などの医療社会事業部に配置されていた。名古屋大学医学部附属病院の医療社会事業部では，1962（昭和 37）年度に「MSW」が 3 人，「研修員（有資格者）」が 1 人雇用され，1 年間の取り扱い件数は約 6,500 件に上っていた[2]。

　このように，従来から当該業務の従事者が存在しているという状況の中で，改めて身分法が制定されたわけである。さまざまな混乱が生み出されることが予想されたので，多くの場合，既存の職種の国家資格への移行期には，従来からその業務を行ってきた者に対しては，新たに規定された教育年限や試験以外に，実務経験が資格要件として加味されることが定められた[注1]。

　2010（平成 22）年 3 月 19 日に提出された「チーム医療の推進に関する検討会（以下，チーム医療検討会）」の最終報告書で，一定の医行為を実施可能にする「特定看護師（仮称）」という新たな資格名称が登場した。「特定看護師（仮称）」とは，医師の包括的指示に基づいた一定の範囲内の特定医行為を実施できる資格とされている。この新しい資格は，すでに高度な処置や判断を実施している看護師がいて，現場で機能していてニーズも高いということが背景になっていると判断される[3]。事実，筆者が傍聴した第 1 回のチーム医療検討会では，デブリードマンや投与量の調整などが，監督医師との信頼関係の下，業務分担として看護師によって行われている実態が報告されていた。こうした状況を改善するため，特定行為の範囲や研修の具体的内容などについて度重なる検討がされ，2015 年 3 月には「特定行為に係る看護師の研修制度」に関する厚生労働省の省令が公布され，2015年 10 月にスタートした。本制度については第 1 章第 4 節，第 5 節でくわしく解説する。

　一方，従来から当該の業務を行っていても，現在に至るまで国家資格とならず，次第に資格化への動きが鈍くなってきた職種，あるいは資格化の動きを見せつつ未だ国家資格になっていない職種も存在する。前者の代表としては，診療録管理士や呼吸療法士が挙げられる。後者の代表としては，

長い間，臨床心理士が挙げられてきたが，2015（平成27）年9月に，議員立法により公認心理師法が公布され，2017（平成29）年9月に施行された。第1回公認心理師試験は2018（平成30）年9月に実施された。公認心理師は，新しい職種として医療専門職の一員となるだろう。

　このように，戦後実に多くの職種が国家資格を有したり，あるいは有さないままに医療に参入したりしてきた。こうして，一人の患者に対してさまざまな職種がかかわるという，今日の状況が生まれてきたのである。

●●● 医療の「専門化」　●●●

　では，こうしたさまざまな職種が誕生した要因はどのようなものであろうか。それは，前節で見たような，「病院」の誕生を含めた戦後における医療の形の変化と関係するもので，「専門化」と「合理化」という2つの特徴が挙げられる。

　「専門化」には，「病院」の誕生と呼応する医療の役割の変化が関与している。「病院」での医療の役割は，かつてのように医師による診療だけでなく，病者の療養や世話全般にまで広がっていった。医療従事者の業務は，病者の診察や治療や看護，食事や寝具の用意，検査や訓練，さらには病院管理と多様化し，それぞれの業務を専従的に行う者の存在が必要になった。

　また「専門化」には，医学や医療技術の進展に伴う専門性の深化という側面もある。1960年代以降は，医療工学（Medical Electronics あるいは Medical Engineering, 略して ME）が急速に進展してきた[4]。CT（Computed Tomography）や MRI（Magnetic Resonance Imaging）や人工透析装置といった医療機器が次々と開発され，広く普及した。それらの操作や保守点検や管理には高度な専門性が要求され，臨床検査技師や臨床工学技士が欠かせない存在になってきた。また，1970年代以降はリハビリテーション医学が「第四の医学」として整備され始めてきた[5]。リハビリテーションにおいては，理学療法士や作業療法士や言語聴覚士といった患者の抱える問題に応じた専門性を有する職種が，重要な役割を担うものと位置づけられた[6]。

●●●○ 医療の「合理化」　　　　　　　　　　　　●●●

「合理化」というのは，「病院」という形態をとる医療の，一つの目標であり帰結でもあった。社会学者 M. ヴェーバーの近代化論では，「合理化」がキーワードであるが，彼によると最も合理的な組織の形態は官僚制である。官僚制では，一元的な命令系統が完備され，効率性が重んじられる。ヴェーバーによると，「病院」は官僚制組織の一形態として捉えられるという[7]。

病院管理研究所の島内武文は，近代的な「病院」では，医師は「医療の本質的指揮・統制・判断・命令」の権限を掌握し，調剤や検査や看護や事務といった業務は他の職種に委譲することになるという。島内は，「病床の多い大規模な病院では勿論医療事務は事務員にまかせ，調剤は薬剤師にまかせるのが合理的」と書いている[8]。「合理化」の観点から，命令系統を一元化した組織作りを構想したのである。

また，「合理化」には，効率性の側面からの要請も指摘されている。医師の雇用は最もコストが高いので，同じ業務を行うのであるなら，医師よりも低賃金で雇える職種のほうが効率がよいと考えられた。たとえばレントゲン撮影は診療放射線技師へ，検査業務は臨床検査技師へと，より低賃金の職種が誕生し，当該の業務が委譲されていった解釈もある[9]。看護師も，医師の業務の一部を行う者としての位置づけを与えられることもあったが，さらに低賃金の看護助手が，看護業務の一部を委譲されるしくみもあった。

●●● 近代医療にとっての「チーム医療」の意義　　●●●

それでは，「チーム医療」という発想は，こうした「専門化」や「合理化」という特徴をもつ近代医療と，どのようなかかわりを持つのだろうか。2つの点から指摘できる。

第1に，「チーム医療」は医療の「専門化」や「合理化」の進展に寄与すると期待されてきたことが指摘される。一人の患者に対して，複数の職種でかかわることが「チーム医療」の基本的な発想である。だから，それぞれの医

療者は，自分の領域で専門性を追求することにエネルギーを注ぐことが可能になる。また，それぞれが得意とする領域が存在し，それに専念すればよいのであるから，不得意な分野を無理にする必要はなくなる。これは効率もよく，「合理的」な在り方である。

　第2に，逆に「チーム医療」は「専門化」と「合理化」によって生じる弊害を補うという役割も期待されてきたことが指摘される。「専門化」によって，一人の患者の抱える問題が細分化され，患者の全体性が見えなくなるという危険性が指摘されるが，「チーム医療」なら複眼的に患者の全体性を見ることができるという。これは川喜田の次のような記述に端的に見い出せる。

　「近代医学が科学を支柱とするかぎり，それが科学の本性に基づいて専門化への傾斜を強くもつのは当然で，それが当今の医師たちにしばしば向けられる不安と不信の由来の一つでもあることは誰も知る通りですが，その弊にめざめて，しかも反面専門に励み続けなければならない近代科学と医術の本性にからまるディレンマが，総合病院におけるいわゆる『チーム医療』なる新しい医療の形態をうみだしました」[10]。

　また，「チーム医療」という発想なら，さまざまな職種の者が当該の業務を行うことの理由づけは，その専門性を生かすためということになる。決して「合理化」の一環としてコスト削減するために，医師から業務を委譲されたという論理にはならない。それぞれの職種が固有の専門的役割を持つという論理がたてられる。それは以下のような記述から確認できる。

　「医療チームを広義にとれば，その中には，大病院では中央検査部に属するレントゲン検査技師，諸種のいわゆる衛生検査技師，その他の医療協力員（パラメディカル，paramedicals または co-medicals）が含まれ，それらの職種を異にする人々が今日の医療にそれぞれ欠くことのできない役割を分担しつつあることは周知の通り」[11]。

　以上のことから，「チーム医療」には，医療の「専門化」や「合理化」を推し進め，また同時に，「専門化」や「合理化」でマイナスとなった部分を補うことを可能にするものとしての期待が込められてきたと考えられる。つまり，「チーム医療」は近代医療を補完するもの，さらにいえば，近代医療そのものと把握されてきたといってもよいだろう。前節で見たように，近代的な医療が行われる場としての「病院」において，「チーム医療」が特に強調されるのは，このような観点からも説明できる。

注

注1）このように，実務経験を加味して資格要件を多様化することは，現在も一部の職種で行われている。これは実務経験を評価する措置と肯定的に捉えられることもあるが，資格の曖昧化を促すといった負の側面が指摘されることもある。

引用・参考文献

1）井上正吾：作業療法について―その現状と原価計算，病院，12（2），p.43-47，1955.

2）大島元子：大学病院における医療社会事業，病院，23（4），p.58-62，1964.

3）細田満和子：看護師による裁量権拡大における課題（インタビュー），聞き手：小野田舞，看護管理，20（8），p.736-740，2010.

4）上林茂暢：医療システム化の将来―医療産業の技術論的分析，勁草書房，1975.

5）日本リハビリテーション医学会：増補改訂版　リハビリテーション白書，医歯薬出版，1982.

6）上田敏：リハビリテーション医学の世界―科学技術としてのその本質，その展開，そしてエトス，三輪書店，1992.

7）Weber, Max：Wirtschaft und Gesellschaft, Grundriss der verstehenden Soziologie, vierte, neu herausgegebene Auflage, besorgt von Johannes Winckelmann, erster Teil, Kapital Ⅲ, Ⅳ（S. 122-180），1956.（世良晃志郎訳：支配の諸類型，創文社，p.21，1970.）

8）島内武文：近代的病院組織―その發生學的考察と醫療事務（醫事）の業務，病

　　院，2(1)，p.19，1950.
　9）中川米造：医療の原点，岩波書店，p.6，1996.
10）川喜田愛郎：医学への招待—生命・病気・医療，日本看護協会出版会，p.257，1990.
11）川喜田愛郎：医学概論，真興交易医書出版部，p.281，1982.

研究者のひとりごと

　こんなにも多くの職種の人々が，医療に携わっているのですね。あなたは，どのくらい知っていましたか？　それぞれの職種が，どのような資格要件を持ち，どのような原理に基づいて，どのような業務を行っているのか，一度，その職種の人に聞いてみたり，自分で調べてみたりするといいかもしれませんね。

「チーム医療」と制度

　ここまでにみてきたように「チーム医療」は，戦後の近代的な医療の形としてめざされるべきものと，長い間考えられてきた。少なくとも筆者が 2003 年に『「チーム医療」の理念と現実』を上梓した時点においては，「チーム医療」は目標であり，望ましい姿というものであった。それから約 18 年後の今，「チーム医療」は目標というよりも，現実に行われるべき喫緊の課題となっている。

　今日「チーム医療」を促す制度も，主に診療報酬の加算という形で創設されるようになった。そのようなときのチームとはどのようなものなのか，いかに「チーム医療」が促されると見込めるのかということを本節で概観したい。

●●●組織行動学のチームワーク研究　　●●●

　組織行動学の領域におけるチームワーク研究では，個人が相互依存的に働き，メンバーがほぼ固定されている集団が，チームとしての前提条件を備えている「本当のチーム」と考えられている[1][2]。R. ハックマンや R. ウェイジマンらによるこの知見を参照すると，医療におけるチームは，病棟や診療科が最も近いと考えられる。

　しかしながら，多職種によって構成されたチームや地域医療を含めた連携を想定すると，「本当のチーム」の条件を満たす病棟や診療科だけが，「チーム医療」の場であるとは限らない。さらに，病棟や診療科であったとして

も，組織行動学の教えるところの「本当のチーム」とは言い難い。

　たとえば病棟では，看護師は固定メンバーであったとしても，医師は複数の病棟をかけ持っていることがよくある。また，医師のある特定の病棟での仕事は，特別な患者のためだけの場合もある。さらに昼夜を問わず運営されている病棟の医師や看護師には勤務交替があり，病棟メンバーは流動的である。

　このように医療におけるチームにおいてメンバーは絶えず変化するので，明確なメンバーシップと固定性を要求する組織行動学の「本当のチーム」の定義はそぐわない。だから「チーム医療」はなかなか捉えどころがないと考えられてしまうが，多義的で広範囲にわたる複雑なものとして把握することが重要なのである。

　医療従事者にとってのチームは，単に一緒に働くことやメンバーシップというだけではない。本書でのちに詳しく見ていくように，チームは，患者情報の交換，ケアの方針決定への参加，良好なコミュニケーションと関係性，互いに敬意を払う対等な立場での協力と密接に結びつくものなど，いくつもの在り方が含意される。

●●○ 「チーム医療」を支える制度　　　　　　　　　　　○●●

　「チーム医療」の実現のためには，個々の医療従事者の協働への志向が重要であることが知られている。さらに近年の D. ワインバーグや S. ショーテルなどによる医療従事者連携に関する議論では，チームメンバーである個々の医療従事者の協働への志向性だけでは不十分で，他のメンバーのチームへの関与の仕方，病棟や病院組織がいかに協働をサポートする環境になっているか，といったことの重要性が指摘されている[3)4)]。

　こうした研究によると，長期にわたる医療従事者同士の密接なかかわりがあること，職場の離職率が低いこと，病院管理者との意思疎通がスムーズであること，多職種合同のカンファレンスがあること，クリニカル・パス（疾患ごとの標準化された治療ケアの予定表）が多職種によって作成され運

用されていること，電子カルテによって記録が共通化され，患者情報がスムーズに交換できるようなシステムになっていることなどが，チーム医療を形成する組織的なサポートとして挙げられている[5)6)7)8)9)]。

　また，チームで医療を行うことが評価されることも「チーム医療」を促進する大きな要因になる。その代表的なものが，診療報酬で加算されることである。たとえばリハビリテーションの領域では，一定の職種の設置基準を満たしている保険医療機関で，医師，看護師，理学療法士，作業療法士などが共同してリハビリテーション計画を策定し，理学療法または作業療法を行った場合に，診療加算が請求できる。また，緩和ケアの領域では，身体科と精神科の医師と緩和ケア経験を有する看護師による院内コンサルテーション型の緩和ケアチームに対して診療加算が取れる。さらに，栄養サポートの領域では，医師と看護師と管理栄養士と言語聴覚士などが協働する NST（Nutrition Support Team）に対して，診療報酬で加算されている。

　このように，チームで行うことが診療報酬で評価されるようになると，病院管理者はチームに協力的になる。すると，チームは組織的サポートが得やすくなり，「チーム医療」は理論上推進される。ここで理論上と書いたのは，実際には診療報酬で加算されるようになっても，「チーム医療」の落とし穴がいくつもあるからである。この落とし穴に関しては主に第3章で見ていく。

　同じ病院の内部においても，職種や配置された病棟や働く場所によって，個々の医療従事者は組織のサポートに関して異なる経験をしている。病棟に活動の拠点を置く看護師と，訓練室に活動の拠点を置くリハビリ療法士では，病棟で行われるカンファレンスへの参加の仕方は異なる。また，診療科に所属する医師，看護部に所属する看護師，コメディカル部に所属するリハビリ療法士や薬剤師との間では，直属の上司や病院管理者から受ける影響は異なる。よって，職種や病棟ごとにいかなる組織のサポートが「チーム医療」の形成に影響を与えているのかを，現場の医療従事者の視点から明らかにしていく必要があるだろう。

引用・参考文献

1) Hackman, J.R. : The designs of work teams. Handbook of Organizational Behavior. J.W.Lorsch. Englewood Cliff, NJ, Prentice‐Hall, 1987.

2) Wageman, R. : How leaders foster self‐managing team effectiveness : Design choice versus hand‐on coaching, Organization Science, 12 (5), 559‐577, 2001.

3) Weinberg, D. B. : Code green : Money driven hospitals and the dismantling of nursing, Ithaca, Cornell University Press, ILR, 2003. (勝原裕美子訳 : コード・グリーン（危険信号），日本看護協会出版会，2004.）

4) Shortell, S., J.A. Marsteller, et al. : The role of perceived team effectiveness in improving chronic illness care, Medical Care, 42 (11), 1040‐1048, 2004.

5) Heinemann, G.D. : Teams in health care settings. In Team performance in health care, edited by G.D. Heinemann and A.M. Zeiss, 3‐18. New York : Kluwer, 2002.

6) Opie, A. : Thinking Teams/Thinking Clients, Columbia University Press, 2000.

7) Hedrick, S. et al. : Effectiveness of collaborative care depression treatment in veterans'affairs primary care, Journal of Gerontology Medicine, 18 (1), 9‐16, 2003.

8) Haward, R. et al. : Brest cancer teams : the impact of constitution, new cancer workload, and methods of operation on their effectiveness, British Journal of Cancer, 89 (1), 15‐22, 2003.

9) 細田満和子 : チーム医療の理念と現実―看護に生かす医療社会学からのアプローチ，日本看護協会出版会，2003.

チーム医療と専門性を高める看護師

●●● 高い専門性を求められる看護師　●●●

　先述のように，従来から高度な医療を提供する病院におけるチーム医療において，看護師は高い専門性を持つことが求められてきた。近年では，専門性自体がさらに多様化・複雑化してきている。その背景には，少子超高齢化という人口構造の変化や，近年の社会経済状況の保健・医療・福祉への大きな影響がある。その主なものとして，医療や介護のニーズが増大し，従来の病院や施設を中心としたものでは立ち行かなくなるということが挙げられている。そしてこれを受けて，「地域包括ケアシステム」と言われるあり方が提唱されている。

　「地域包括ケアシステム」は，従来の病院中心型の医療ケア体制から，医療ケアと生活が一体化して患者の居宅を中心とする，地域を基盤とした支える体制への転換を意味する。これまで病院に入院していた人々の多くが，これからは住み慣れた地域に暮らしながら，必要に応じて医療機関に行くという形になる。この体制の下では，身近な地域で，住まい・医療・介護・生活支援・介護予防を行う人材が，包括的に確保されるようになるため，チームのメンバーが多様化すると主に，それぞれのメンバーの業務も複雑化する。

　看護職も例外ではない。自宅やサービス付き高齢者向け住宅などの「住まい」を中心に，地域包括支援センターや訪問看護ステーションといった場で，

さまざまなメンバーと協働することになる。その際に，これまでとは異なる役割を期待されたり，役割を遂行していったりすることが望まれる。

　このように，看護師は高度医療における専門性と共に，地域医療における専門性も要請されるようになってきている。こうした事態に対応して，専門看護師，認定看護師，認定看護管理者，特定行為に係る看護師の研修制度を修了した看護師といった資格が創設され，資格を有する看護師が現場で活躍するようになってきている。ここでは，こうした専門性の高い看護師について，資格の特徴や現場での実践などをインタビューや文献調査を基に概観していく。

●●● 専門看護師とは　　　　　●●●

　まず，専門看護師（Certified Nurse Specialist）についてみてみよう[1]。専門看護師は，1994 年に発足した制度で，その目的は，複雑で解決困難な看護問題を持つ個人，家族及び集団に対して水準の高い看護ケアを効率よく提供するというものである。

　がん看護や精神看護，小児看護など，特定の専門看護分野の知識・技術を深めた専門看護師を社会に送り出すことによって，保健医療福祉の発展に貢献し併せて看護学の向上をはかることを目的としている。この専門看護師制度は，日本看護協会により日本看護系大学協議会と連携し運営されており，同協議会が教育課程の特定と認定を行っている。

　専門看護師になるには，看護師として 5 年以上の実務経験があることが必要で，そのうち 3 年間以上は専門看護分野の実務研修があることが要件になっている。この要件を満たす看護師が，看護系大学院修士課程を修了し，日本看護系大学協議会が定める専門看護師教育課程基準の所定の単位（総計 26 単位または 38 単位）を取得した後に，専門看護師認定審査に合格することで，専門看護師という資格を取得できる。

　専門看護師は，専門看護分野において以下の 6 つの役割を果たすことが期待されている。

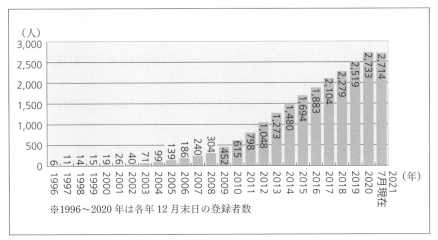

図3　専門看護師数の推移
［日本看護協会ホームページ：専門看護師．＜https://nintei.nurse.or.jp/nursing/qualification/cns＞より引用］

表2　専門看護師の登録状況（2021年7月13日時点）

分野名	登録者数
がん看護	937
精神看護	364
地域看護	27
老人看護	206
小児看護	275
母性看護	84
慢性疾患看護	226
急性・重症患者看護	312
感染症看護	90
家族支援	74
在宅看護	86
遺伝看護	11
災害看護	22
計	2,714

［日本看護協会ホームページ：専門看護師．＜https://nintei.nurse.or.jp/nursing/qualification/cns＞より引用］

実践：個人，家族及び集団に対して卓越した看護を実践する。

相談：看護者を含むケア提供者に対しコンサルテーションを行う。

調整：必要なケアが円滑に行われるために，保健医療福祉に携わる人々の間のコーディネーションを行う。

倫理調整：個人，家族及び集団の権利を守るために，倫理的な問題や葛藤の解決を図る。

教育：看護者に対しケアを向上させるため教育的役割を果たす。

研究：専門知識及び技術の向上並びに開発を図るために実践の場における研究活動を行う。

　2021 年 7 月の時点で，専門看護師の人数は 2,714 人で，5 年ごとに資格を更新しなくてはならない（図 3，表 2）。

●●● 専門看護師の仕事　●●●

　小児看護専門看護師の権守礼美氏は，小児専門病院に 20 年以上勤務した後，循環器専門病院に 3 年間勤務し，現在は認定 NPO 法人シャイン・オン！キッズという小児がんや重い病気の子どもと家族を支える団体に所属している。権守氏は，専門看護師になろうと思ったきっかけをこのように語ってくれた。

　「最初は，障害児の療養にかかわりたかったのです。でも，配属先が循環器の病棟で，新生児の心疾患までを見られるようになり，また子どもたちの成長発達も感じられることから，やりがいを感じていました。自分の専門性を持ち続けたいと思いましたが，病院の看護師は，専門が持てないで，他科への異動の対象になってしまうこともあります。そこで，どうしたら自分が専門としている分野を続けられるかと考えていました。そんな時に，専門性とチーム力を大切にしている心臓外科医の先生に出会いました。それで，より先天性心疾患の問題を把握しながら，子どもと家族のニーズに合った看護をしたいと思うようになったんです」

　こうして権守氏は，小児看護専門看護師の道に進むことを決意して看護系大学院に入学した。大学院に行っている間も勤務は続けていたので，リフレッシュ休暇を使ったり，時間をやりくりしたりしながら勉強を続けたという。「**忙しかったですが，臨床があったから続けられたと思う**」と権守氏は言う。大学院での課題研究では，胎児診断を経験した母親7人を対象にした調査を行って論文を書き，3年をかけて専門看護師になった。

　ただし，小児看護専門看護師になったからといって，すぐに勤務先の小児専門病院で独立した活動ができるわけではなかった。権守氏は，特に，胎児診断で異常が見つかった子どもの母親たちのケアをしたいと考えていたが，妊婦を支援するには，体制的には産科外来に所属していなくてはならない。そこで権守氏は産科外来を担当し，他の助産師や看護師と同じ業務を行い，その上で，胎児診断で心疾患のある胎児の母親の抱える不安を受け止めることをしてきた。

　小児領域では，専門看護師の業務に対する診療報酬での加算はない状況であった。それでも権守氏は，母親たちの受診に合わせて，自分の休みの時間を利用して支援した。また，母親の不安は，病気のことだけでなく，生まれてからの育て方や，大人になれるのかといったことにも及んでおり，小児看護に携わる看護師が対応すべきことだと思い，そうした不安全般への対応もしてきた。

　また権守氏は，次に勤務することになった循環器専門病院では，現場での多職種連携をスムーズにするためにどのような病院組織であるべきかについても考えるようになった。重症の心疾患や心奇形のある子どもの場合，産科医と小児科医と助産師とで意見が異なることがしばしばあり，情報共有がより一層重要だと考えている権守氏は，それぞれの部署に顔を出して，声掛けをするようにしてきた。医療ソーシャルワーカーや小児専門の理学療法士ともよく話し合いをしてきたという。ただ，専門性の高い急性期病棟という特徴から時間の制約があり，多職種によるカンファレンスがなかなか開かれないという課題もあったという。チームとして協働するのは難

しいが，やれることを伝えていかなくてはならないので，話し合いが就業時間外になってしまうこともあった。カンファレンスは現場のスタッフが必要だと感じないと定着しづらいが，患者や家族にとって良い方向に向かうように協働できればいいと，権守氏は考えていた。

さらに権守氏は，ピアサポートを増やそうという取り組みもしている。そのひとつは，病院内で定期的に開催している「キッズセミナー」である。これは小児専門病院に勤務しているころから継続してきた企画で，新型コロナウイルスのために一時中止となっているが，心臓病の子どもたちを支える「仲間」をもっと増やしたい，という想いが込められている。キッズセミナーに参加したお子さんの中には，医療者を目指すきっかけになった子もいるという。

このような権守氏の，専門看護師としての働き方を見てみると，専門看護師の役割は，①患者ケア，②組織のニーズに応える働き，③社会へのかかわり，と3つの水準からとらえることができる。①と②は，看護師や看護管理者も担っているが，専門看護師は特に③にも取り組んでいくことが求められているのだろう。

現在，権守氏は，病気を持つ子どもをサポートする認定NPO法人に所属し，ファシリティドッグのハンドラーとして小児専門病院に勤務し，活動している。ファシリティドッグとは，入院中のつらさに寄りそう「心のケア」を得意とする，専門的なトレーニングを積んだ犬である。専門看護師からハンドラーへの転身を周囲から驚かれたこともあるが，権守氏は，これまでの経歴があるからこそ，ハンドラーになろうと思ったという。そして，人間ではできない，子どもの力を引き出すような存在であるファシリティドッグを，医療の中に位置づけるハンドラーとしての活動を行っていきたいと考えている。

ハンドラーやファシリティドッグが医療チームの一員になっていくことで，入院中の子どもたちの処置や検査のつらさが軽減されたり，ストレスが下がったりすることが，海外の動物介在療法研究で証明されてきている。

ファシリティドッグを病院組織に位置づけることは日本の医療にとって比較的新しい挑戦であるが，患児・患者や家族のニーズがあることを社会に知ってもらうことで広がっていく可能性がある。権守氏の活動は，医療の枠を超えた社会への働きかけととらえることもでき，看護師の活躍の場の広がりと可能性を感じさせてくれる。

●●● 認定看護師とは ●●●

　次に，認定看護師（Certified Nurse）を見てみよう[2]。認定看護師は，1995年に発足した制度であり，特定の看護分野における熟練した看護技術および知識を有する看護師を養成して，看護を必要とする患者や利用者に，高い水準の看護を提供することを目的としている。認定看護師には，看護ケアの広がりと質の向上を図ることが期待されている。

　認定看護師になるには，看護師免許取得後，実務研修が通算5年以上あること（うち3年以上は認定看護分野の実務研修）で，一定の認定看護師教育機関で，クリティカルケアや皮膚・排泄ケアなど特定の看護分野での研修を行う。

　認定看護師は特定の看護分野において，以下の3つの役割を果たすこと

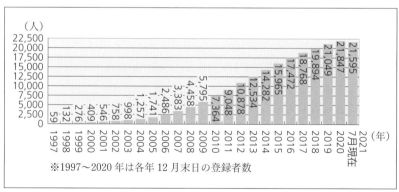

図4　認定看護師数の推移
［日本看護協会ホームページ：認定看護師. <https://nintei.nurse.or.jp/nursing/qualification/cn>より引用］

表 3　認定看護師の登録状況（2021 年 7 月 13 日時点）

従来の教育課程（A 課程）

分野	登録者数
救急看護	1238
皮膚・排泄ケア	2272
集中ケア	1082
緩和ケア	2495
がん化学療法看護	1639
がん性疼痛看護	753
がん放射線療法看護	353
感染管理	2824
糖尿病看護	841
不妊症看護	176
新生児集中ケア	429
透析看護	276
手術看護	658
訪問看護	650
乳がん看護	370
摂食・嚥下障害看護	1006
小児救急看護	256
認知症看護	1836
脳卒中リハビリテーション看護	759
慢性呼吸器疾患看護	308
慢性心不全看護	452
計	20,673

特定行為研修を組み込んだ教育課程（B 課程）

分野	登録者数
感染管理	96
がん放射線療法看護	2
がん薬物療法看護	31
緩和ケア	40
クリティカルケア	217
呼吸器疾患看護	22
在宅ケア	16
手術看護	17
小児プライマリケア	4
新生児集中ケア	2
心不全看護	15
腎不全看護	8
生殖看護	1
摂食嚥下障害看護	24
糖尿病看護	81
乳がん看護	1
認知症看護	31
脳卒中看護	14
皮膚・排泄ケア	300
計	922

［日本看護協会ホームページ：認定看護師．<https://nintei.nurse.or.jp/nursing/qualification/cn>より引用］

が期待されている。

実践：個人，家族及び集団に対して，高い臨床推論力と病態判断力に基づき，熟練した看護技術及び知識を用いて水準の高い看護を実践する。

指導：看護実践を通して看護職に対し指導を行う。

相談：看護職等に対しコンサルテーションを行う。

　2021 年 7 月の時点で，認定看護師の人数は 2 万 1,595 人で，専門看護師

と同じく 5 年ごとに資格を更新しなくてはならない（**図 4**，**表 3**）。

　この認定看護師の制度は，今後大きく変化していく。2019 年度の認定看護師制度の改正に伴い，2021 年度から，現行の認定看護師資格を有する場合に特定行為研修を修了することで「特定認定看護師」として認定されるのだ。この点に関しては後述する。

●●●● 認定看護師の仕事　　　●●●

　認定看護師は，基本的にその専門性が生かせる病棟で中核的な役割を担っている。筆者は，2014 年から，埼玉県所沢市にある国立障害者リハビリテーションセンター学院において，脳卒中リハビリテーション看護認定看護師教育課程で「科目専門科目：脳卒中回復支援ケアマネジメント」の講義を行っているが，ここで学ぶ看護師は，関東圏の病院で経験年数 10 年以上であったり，看護師長の立場であったりする看護師が多い。

　田端らは，脳卒中リハビリテーション看護認定看護師が，病棟でいかなる存在で，どんな役割を果たしているのか知るため，看護スタッフを対象に質的調査を実施した[3]。A 病院脳卒中センターに勤務する看護師 37 人を対象に，インタビューガイドに基づいて「認定看護師の姿をみてどのような事を感じましたか」「認定看護師から学んだことはどのような事ですか」「認定看護師にもっと行ってほしい事はありますか」といった項目を，半構造化面接として聞いていった。

　その結果，一般の看護師にとって認定看護師は，幅広い視点からの看護を実践しているのでお手本にしたいと考えられていることや，認定看護師の介入によって患者の合併症が予防できたり患者の状態が改善された，と認識されていることがわかった。具体的には，「患者の ADL が拡大する」「体位ドレナージ，人工呼吸器装着患者の離床などで患者が目を開けるなど変化する」などという言葉があったということだ。

　また田端らの研究から，認定看護師は一般の看護師にとって「チームが変わっても相談することができる」「チームが変わっても相談しやすい」という

存在であり，認定看護師の視点に触れることで，「この先患者が転出先でどのようになっていくのか，気になるようになった」というように，患者の回復過程への関心が生まれ，退院後までも見すえた看護が行えるようになったという。

　そして，看護師が認定看護師とかかわることで，「もっと勉強したい・知りたい思いが強くなる」「患者が変化する事で気持ちが高まり，もっとやりたい意欲がもてる」となり，自らも認定看護師になろうという動機づけにもなっていた。さらに，認定看護師は「リハビリスタッフや脳外科の医者と患者の事を良く話している」，認定看護師がいるおかげで「リハビリスタッフに相談しやすくなった。逆にリハビリスタッフからも言ってもらえるようになった」といった言葉などが含まれており，認定看護師がチーム医療の実践において重要な役割を果たしていることが伺われる。

●●● 認定看護管理者とは　　　　　　　　●●●

　次は，認定看護管理者（Certified Nurse Administrator）についてである[4]。認定看護管理者制度は，1998 年に発足した，日本看護協会認定看護管理者規則・細則施行に記された制度である。認定審査は 1999 年から開始されたが，受験要件の一つは，認定看護管理者教育課程のサードレベルを修了していることとなっている。

　この認定看護管理者教育課程で，ファーストレベルは 105 時間，セカンドレベルは 180 時間，サードレベルは 180 時間で，合計 465 時間となる。認定看護管理者になるには，看護師として 5 年以上の実践経験を持ち，日本看護協会が定めるこの認定看護管理者教育を修めるか，大学院で看護管理に関する単位を取得して修士課程を修了した後に 3 年以上の実務経験を持ち，書類審査と筆記試験に合格することなどが必要である。

　認定看護師や専門看護師との違いとしては，特に病院や介護老人保健施設などにおける「看護管理者として必要な知識を持っていること」が挙げられる。そして看護管理者として，患者・家族や地域住民に対して質の高い

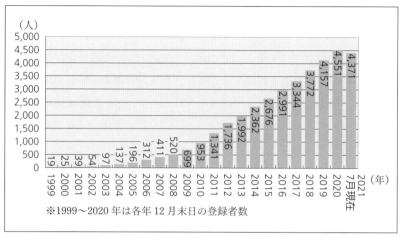

図5　認定看護管理者数の推移
［日本看護協会ホームページ：認定看護管理者．<https://nintei.nurse.or.jp/nursing/qualification/cna>より引用］

サービスを提供できるように組織を改革して，さらに創造的に発展させることができる能力が求められている。

　認定看護管理者認定審査に合格した後は，認定看護管理者としての活動と自己研鑽の実績を積み，5年ごとに資格を更新する。2021年7月現在の認定看護管理者数は4,371人である。認定看護管理者数の推移は**図5**に示す。

●●●認定看護管理者の仕事　●●●

　認定看護管理者の資格を取った看護師は，病院や介護老人保健施設の副院長・看護部長をはじめとする管理者，訪問看護ステーションの所長等として活動している。筆者は2019年から，名古屋大学医学部附属病院看護キャリア支援室の認定看護管理者教育課程セカンドレベルで，ヘルスケアシステム論「ヘルスケアサービスにおける多職種連携」の科目名の中で，チーム医療についての講義を行っている。中部から関西にかけての看護師長などの看護管理者の方が受講されていて，さらなる上級看護管理者になる知見を深めるための研鑽を重ねている。チーム医療への関心は高く，筆者が

講義中に行う「チーム医療ワークショップ」でも，現場でのチーム医療の有効性と困難さについての分析に積極的に参加してくれている[注1)]。

　認定看護管理者に求められているのは，患者・家族や地域住民に対してより質の高いサービスを提供するために，自らが管理する組織の課題を明らかにし，組織内のさまざまな部署や人に働きかけて，組織全体のサービス提供体制の向上に取り組むことである。また認定看護管理者は，地域の組織間の連携を図るなど，地域全体のチーム・アプローチによる医療・看護の質の向上に努めることも期待されている。

　そのためには，保健・医療・福祉の政策等に関する知識や，組織管理に必要な理論，経営的な視点等も用いて自身の管理する組織を分析することが必要になってくる。そして，サービスの質を向上するための方策を検討して実行する，といった実践的活動も求められる。

　その他にも管理者として，看護師が知識と技術を身につけ看護の質を向上できるよう，教育体制を整えて人材育成を推進したり，質の高いサービスを効率よく提供できるように職員の資質を活かした配置を行ったりすることも求められている。また，労働環境の整備やワーク・ライフ・バランスの推進など，看護師が継続して働きやすい職場環境を整えること，医療事故を防ぐために安全な医療・看護を提供する教育や体制の構築を行い，組織として安全管理を推進することも，認定看護管理者の重要な役割と考えられている。

●●● 特定行為研修制度について　　●●●

　最後に，「特定行為に係る看護師の研修制度」を修了した看護師（以下，特定看護師）を見てみる[注2)]。この制度は 2015 年に施行された。厚生労働省は，この制度が誕生した理由として，在宅医療等の推進を図るためは，熟練看護師だけでは足りず，医師または歯科医師の判断を待たずに，手順書に沿って，一定の診療の補助を行える看護師が必要であることを挙げている[5)]。

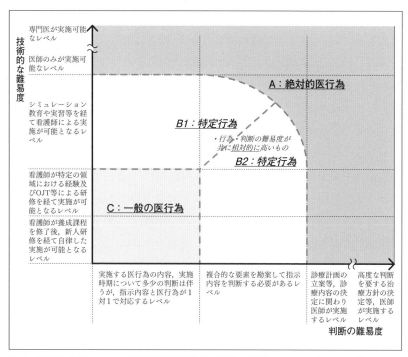

図6　医行為分類における看護師が行う診療の補助の範囲について（イメージ）
［厚生労働省：資料2　医行為分類の枠組み（修正案）. 第24回チーム医療推進のための
看護業務検討ワーキンググループ 資料1-1. 2012年7月31日. ＜https://www.mhlw.
go.jp/stf/shingi/2r9852000002glgs.html＞より引用］

　では，診療の補助となる「特定行為」とはどんなものか。それは，保健師
助産師看護師法（以下，保助看法）の第三十七条の二第2項第一号で，「診
療の補助であって，看護師が手順書により行う場合には，実践的な理解力，
思考力及び判断力並びに高度かつ専門的な知識及び技能が特に必要とされ
るものとして厚生労働省令で定めるものをいう」と定められている。

　こうした特定行為は，イメージとしては**図6**のような形である[6]。つま
り「特定行為」は，医師の指示のもとに看護師が実施できる「一般の医行為」
と，医師だけができる「絶対的医行為」の間の「診療の補助」に当たる行為で
ある。ちなみにこの図は，看護業務実態調査（平成22年度実施）等によっ

て明らかとなった看護師が現在実施しているさまざまな行為について、「診療の補助」に該当するか、該当する場合に「特定行為」に該当するか、厚生労働省「チーム医療推進のための看護業務検討ワーキンググループ」で議論された特定行為に関する基本的考え方を踏まえ、調査結果等を参考に検討を行って作成されたものである。

　このような特定行為とは、具体的には経口用気管チューブまたは経鼻用気管チューブの位置の調整、侵襲的陽圧換気の設定の変更、人工呼吸管理がなされている者に対する鎮静薬の投与量の調整などの38行為21区分である。それぞれを記した**表4**を掲載するので確認してほしい。

　制度が始まって約6年がたち、特定看護師が病院や地域医療の場において重要な役割を担うようになっている。特定看護師は、超高齢社会で「チーム医療」を推進する切り札として、期待されたとおりの活動をしようとしている。特定行為研修を修了した特定看護師の人数も増えてきており、2021年4月の時点で、3,307人（延べで2万139人）に上る（**図7**）。この人数増加の背景には、診療報酬上の要件追加や、後述するような日本看護協会の認定看護師の特定行為研修への移行が影響していると考えられている。

●●● 特定行為研修修了者の業務　　　　　●●●

　研修を受けた上で可能となる特定行為とは38行為21区分であるが、こうした特定行為は診療の補助という位置づけになり、医師と交わした「手順書」により行われている。手順書とは、診療行為の内容の一つひとつの“手順”が記載されたものではなく、保助看法第37条の二第2項第二号に「医師又は歯科医師が看護師に診療の補助を行わせるためにその指示として厚生労働省令で定めるところにより作成する文書又は電磁的記録」と定義されている。

　手順書には、特定行為研修省令（平成二十七年厚生労働省令第三十三号）で示されている下記6項目が含まれている[7]。

1）当該手順書に係る特定行為の対象となる患者

表4　特定行為及び特定行為区分（38行為 21区分）

特定行為区分	特定行為	特定行為区分	特定行為
呼吸器（気道確保に係るもの）関連	経口用気管チューブ又は経鼻用気管チューブの位置の調整	創傷管理関連	褥瘡又は慢性創傷の治療における血流のない壊死組織の除去
呼吸器（人工呼吸療法に係るもの）関連	侵襲的陽圧換気の設定の変更		創傷に対する陰圧閉鎖療法
	非侵襲的陽圧換気の設定の変更	創部ドレーン管理関連	創部ドレーンの抜去
	人工呼吸管理がなされている者に対する鎮静薬の投与量の調整	動脈血液ガス分析関連	直接動脈穿刺法による採血
	人工呼吸器からの離脱		橈骨動脈ラインの確保
呼吸器（長期呼吸療法に係るもの）関連	気管カニューレの交換	透析管理関連	急性血液浄化療法における血液透析器又は血液透析濾過器の操作及び管理
循環器関連	一時的ペースメーカの操作及び管理	栄養及び水分管理に係る薬剤投与関連	持続点滴中の高カロリー輸液の投与量の調整
	一時的ペースメーカリードの抜去		脱水症状に対する輸液による補正
	経皮的心肺補助装置の操作及び管理	感染に係る薬剤投与関連	感染徴候がある者に対する薬剤の臨時の投与
	大動脈内バルーンパンピングからの離脱を行うときの補助の頻度の調整	血糖コントロールに係る薬剤投与関連	インスリンの投与量の調整
心嚢ドレーン管理関連	心嚢ドレーンの抜去	術後疼痛管理関連	硬膜外カテーテルによる鎮痛剤の投与及び投与量の調整
胸腔ドレーン管理関連	低圧胸腔内持続吸引器の吸引圧の設定及びその変更	循環動態に係る薬剤投与関連	持続点滴中のカテコラミンの投与量の調整
	胸腔ドレーンの抜去		持続点滴中のナトリウム、カリウム又はクロールの投与量の調整
腹腔ドレーン管理関連	腹腔ドレーンの抜去（腹腔内に留置された穿刺針の抜針を含む。）		持続点滴中の降圧剤の投与量の調整
ろう孔管理関連	胃ろうカテーテル若しくは腸ろうカテーテル又は胃ろうボタンの交換		持続点滴中の糖質輸液又は電解質輸液の投与量の調整
	膀胱ろうカテーテルの交換		持続点滴中の利尿剤の投与量の調整
栄養に係るカテーテル管理（中心静脈カテーテル管理）関連	中心静脈カテーテルの抜去	精神及び神経症状に係る薬剤投与関連	抗けいれん剤の臨時の投与
			抗精神病薬の臨時の投与
栄養に係るカテーテル管理（末梢留置型中心静脈注射用カテーテル管理）関連	末梢留置型中心静脈注射用カテーテルの挿入		抗不安薬の臨時の投与
		皮膚損傷に係る薬剤投与関連	抗癌剤その他の薬剤が血管外に漏出したときのステロイド薬の局所注射及び投与量の調整

[厚生労働省：特定行為区分とは。<https://www.mhlw.go.jp/stf/seisakunitsuite/bunya/0000077098.html>より引用]

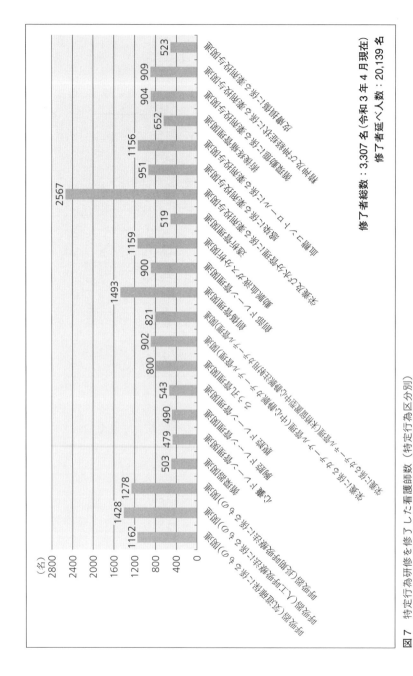

図7 特定行為研修を修了した看護師数（特定行為区分別）
[厚生労働省：看護師の特定行為研修を修了した看護師数（2021（令和3）年4月現在）. <https://www.mhlw.go.jp/stf/seisakunitsuite/bunya/0000194945.html>より引用]

2）看護師に診療の補助を行わせる患者の病状の範囲

3）診療の補助の内容

4）特定行為を行うときに確認すべき事項

5）医療の安全を確保するために医師または歯科医師との連絡が必要となっ
　た場合の連絡体制

6）特定行為を行った後の医師または歯科医師に対する報告の方法

　臨床現場では，同じ呼び名の行為（手技）であっても，状況によって，実施に必要な判断や技術の難易度は変わる。例えば「脱水症状に対する輸液による補正」では，心機能の良し悪しで輸液の内容や輸液量や輸液速度の判断の難易度が変わってくる[7]。

　手順書は，1行為につき1通作成される。だから一人の患者さんであっても，気管カニューレ交換や胃ろう交換など複数の特定行為を看護師が行うことがある場合は，それぞれの特定行為の手順書を作成することとされている。

　訪問看護ステーション愛美園（茨城県桜川市）に勤務する看護師の木下真

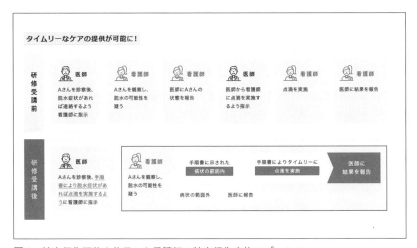

図8　特定行為研修を修了した看護師の特定行為実施のプロセス
［日本看護協会：看護師の特定研修制度　ポータルサイト．＜https://www.nurse.or.jp/nursing/education/tokuteikenshu/portal/about/＞より引用］

里氏は，特定行為研修の1期生であり，特定看護師としてすでに4年間勤務している。現在，受け持っている特定行為を実施している患者は10人で，そうした患者の主治医の勤務先は4医療施設にわたっている。そしてそれぞれの患者ごと，特定行為ごとに手順書を交わしている。

　木下氏がこの4年の間に在宅療養する利用者に行った特定行為は，延べで約300回以上に上るという。それだけ，特定行為をする訪問看護師のニーズが現場では高いということだろう。在宅での患者の状態に変化があった時，医師に状態を報告し，医師の指示を待ってから処置を行うというプロセスを経ず，「手順書」に示された病状の範囲内であったら看護師自身が判断して処置を行えることで，患者にとってタイムリーなケアが提供できる（図8）。

●●● 特定行為研修制度の課題　　　　　　●●●

　特定看護師は，かつて海外のナース・プラクティショナーの紹介や導入検討を含め，長い間議論された末に誕生した制度である。2010年3月19日に公表された厚生労働省「チーム医療の推進に関する検討会」の最終報告書で，一定の医行為を実施可能にする「特定看護師（仮称）」という新たな資格名称として登場した。

　筆者は特定行為研修制度の導入に関して，第1に制度面，第2に認識面，第3に実践面において，それぞれいくつかの課題があると考える。

　第1の制度面では，法律とインセンティブの2つの課題がある。まず，法律の課題は，医業をなすことについて医師法と保助看法の解釈の仕方を整合的にするということである。医師法第17条で「医師でなければ医業をしてはならない」と謳われている一方，保助看法第31条と第37条では，医師の指示の下に診療の補助を業としてなすことができるとある。そしてこの「指示」の中に「包括的指示」という概念がある。これが極めてあいまいな概念であり，どこまでが包括的に指示されたのか，どこからがそうではないのか，絶えず現場での混乱を生んでいる。現場で看護師が「包括的指示」

のつもりで実施した行為が，あるとき突然違法だと言われ，当事者や管理者が罪に問われてしまう危険性もないとは言えない。これを避けるために，重要になってくるのが「手順書」である。「手順書」では，特定行為研修を受けた看護師が医師との契約によって，個々の患者や特定行為ごとに何ができて何ができないのかが細かく決められていて，共同で責任を負う形になっている。

　2つ目の課題は，特定看護師の業務に対して診療報酬などのインセンティブが必要だということである。給与や待遇の向上といった動機づけがなければ，どんなに効果的なものでも広がっていかないからである。これについては，いくつかの特定看護師の行為に一定の診療報酬の加算がつくことになったので，前進していると判断されよう。

　次に第2の認識面の課題であるが，これはまず看護師自身が抱えていくことになる。看護師は，1980年代の終わりから1990年以降，ケアリング・プロフェッションとして専門職性を確立しようとしてきた経緯がある。しかし裁量権の拡大によって，医業である処方や検査などのキュア部分が増えてくることが考えられる。この時，ケアの専門家としてのアイデンティティを看護師自身がどのように保っていくかということは，ひとつの課題となる。

　そしてもう一方で認識面として，他職種や患者から，特定看護師がどのように見られるようになるのかという点がある。看護師の業務について「療養上の世話」をイメージすることは多いといえるが，特定看護師となるとそれだけではなくなってくる。そこで，他職種にも患者にも特定看護師の役割を理解してもらう必要があるが，そこでいくつかの課題にも直面することになった。これについては後述する。

　最後に第3の実践面の課題だが，それには教育と業務の2つがある。教育の面では，特定看護師の教育を誰が担っていくのかが問題となる。医師による看護師教育の時代への反省から，これまで，看護師の教育は看護師でやってこようとしてきた経緯がある。ところが特定看護師の教育は，看

護師だけではなく医師がかかわる部分が多くなる。これまでの歴史的経緯に対し，今後どのように折り合いをつけ，いかに看護師と医師による教育を上手にミックスしていくかについては，引き続き課題になってくるだろう。

●●● 特定行為研修修了者の仕事　●●●

　特定看護師の業務としては，どこで働くのか，その場所はどのように用意されるのかも課題となる。厚生労働省「チーム医療の推進に関する検討会」でも，デブリードマンや薬剤の投与量の調整などが業務分担として看護師によって行われている実態が報告されたが，それはその職場での信頼関係に基づいた状況のなかで許容されたものであったと考えられる。しかし，研修を受けた特定看護師が医療現場に入ったとき，業務分担がどのようになされていくのかは，個々の勤務先によって異なっている。資格があれば一定の行為ができることが，資格というものの特徴だが，実際の現場はそう単純なものではない。

　病院や訪問看護ステーションによっては，特定行為研修の受講費用を施設側が支払ったり，研修期間の給与保証をしたり，研修中に代わりの人員をあてがったりして，看護師の特定行為研修を支援しているところがある。そういう施設では，特定行為研修の修了後，看護師はスムーズに現場に入り，特定行為を伴う看護を行う立場に立つことができる[注3]。特定行為研修を修了した看護師を雇用した経験のない施設の場合，いかに特定看護師を職場に配置するのか，どのような働き方をさせるのか，看護管理者や施設管理者は模索している。

　ここでは，専門性の高い都内の病院と，地域医療を行っている訪問看護ステーションにおける管理者と特定看護師へのインタビューを基に，特定看護師の働き方について概観する。

●●● 専門病院における特定行為研修修了者の仕事　●●●

　まず，循環器を専門とする病院の特定看護師の場合である。ここには3

人の特定看護師が勤務している。1人は救急部に，2人は内科外来に所属しているが，それぞれ「特定看護師によって，働き方が違う」と話す。通常の看護師としての働きをすることもあれば，看護師教育にかかわったり，時には大学で講義をしたり，講師としてカンファレンスに参加したり，症例検討会で発表したりすることもあるという。

この病院は，日本で有数の循環器専門病院なので，救急で運ばれてくるのは主として胸部症状のある患者で，他の病院で断られた重症患者も少なくない。インタビューをさせていただいた救急 ICU 領域に勤務する特定看護師は，重度の心疾患の場合は，医師と共に安全確保をしながら業務を行うが，軽症患者の場合は特定看護師が診ることになっているという。このおかげで，医師は重症患者に専念することができる。

この特定看護師は，特定行為の一つである人工呼吸器からの離脱を行うこともある。そのような場合は，事前に朝のカンファレンスで医師と打ち合わせをしておく。人工呼吸器の調整をしたり，落ち着いている患者のカテコラミンの投与量の調整をしたりすることもある。血液からの細菌検査をオーダーすることもある。特定看護師自らが，他の医療職に対して治療方針をプレゼンすることや，医師の話をわかりやすく患者に説明することもある。こうした特定看護師は，常に医師と連絡を取り合いつつ，業務として行った行為については記録をとっているという。

別の特定看護師からは，看護師の看護ケアの方針にアドバイスをすることもあるという話を聞いた。例えば，ある逆流性食道炎の患者が入院中に誤嚥を繰り返していた。看護師からこの問題について相談を受けた特定看護師は，患者の状況を説明してもらい，食事をした後にすぐに清拭をすることが原因なのではないかと考えた。そこで，食事の後，少し休んでから清拭をするようにと他の看護師にアドバイスを与えた。こうして，食事の後に時間をおいてから清拭をすることにしたら，患者の誤嚥はなくなった。

この病院において，特定看護師は，看護部ではなくて総合内科に所属していた。そして病棟では医師と一緒に点滴管理をしたり，抗生剤を投与し

たりしていた。患者が入院するときは，嚥下機能評価やそのほかの評価をしていた。そして退院へ向けて，認定看護師，理学療法士，言語聴覚士などと共に，患者の身体機能や嚥下の状態を評価し，自宅に帰れるかどうか，施設がよいかなどのアドバイスを行っていた。

　このような特定看護師は，比較的自由な立場から，それぞれの職種に患者の意向を伝えたり，それぞれの職種の橋渡しをしたりするなどして，ばらばらの方向を向いていたのをまとめる役割を果たしていた。例えば，嚥下機能に問題があってなかなか食事がとれない患者がいた。看護師はその患者の嚥下の状態に合わせて食べてはいけない食品を決め，栄養を補給するために補助食（野菜ジュース）を出していた。これは看護師サイドでは，病態から最善の選択だと思っていた。一方で，医師はその時，この患者に対してワーファリンを出して，血液凝固の値を調整しようとしていた。しかし，なかなか凝固が伸びないのでおかしいと思っていた。特定看護師が看護師と話をしたら，出されていた栄養補助食（野菜ジュース）にはビタミンKの成分が多かったことが分かった。ビタミンKが多いと，ワーファリンが効きにくい。そこでその後，特定看護師は看護師と相談して補助食の内容を改善したところ，薬が効くようになって患者の容体は安定した。これは，特定看護師が，看護師と医師との間をつないだことによって，同じ方向を向けるようになった一例である。

●●● 地域における特定行為研修修了者の仕事　　●●●

　次に，地域の訪問看護ステーションに勤務する特定看護師の場合である。訪問看護を行っている特定看護師は，在宅療養の患者に対して，胃ろうやカニューレ交換，褥瘡などのケアをしている。この特定看護師はこう言う。

　「地域で定着させていくには，他の部門と協力することが重要です。そうすると地域の看護ケアが上がってくると思います。訪問看護ステーション内のマネジメントと，地域のケアの向上，両方が目標なのです」

　以前，医師によるカニューレ交換がスムーズにいかず，出血したり傷ができたりという患者がいた。特定看護師は，この問題を家族から聞き，カニューレ交換をする際に，角度を変えて固定することにしたら，出血が少なくなった。また，カニューレが癒着しやすくなっていたので，交換頻度を変えたところ，スムーズになった。家族はなかなか医師には言い出せなかったが，看護師には話しやすかったので，患者の問題は解消した。

　他にも，胃ろうの傷口が赤くなってしまうという患者家族からの訴えで，特定看護師がカテーテルを抜いてみると，患者の体とカテーテルの長さが合っていないことが分かった。そこで，患者に合わせた長さのカテーテルにしたところ，問題は解消した。

　この特定看護師は，家族は「医師がやってくれるときはこれでいい」と思っていて，疑問があっても言わない傾向にあるという。家族からの訴えを聞けることが，良いケアの実践を可能にしている。

●●● 特定行為研修修了者のこれから　　　●●●

　日本看護協会は，2020年から特定行為研修をセットにした新しい認定看護師教育を実施し，2021年からは新制度に基づき特定行為研修を修了した「特定認定看護師」の手続きを開始した。これによって，現行の認定看護師資格を取得している場合は，特定行為研修を修了して，必要な手続きを行うことで，特定看護師となって特定行為を実施することができるようになった。

　今後の予定としては，従来の認定看護師の教育（A課程認定看護師教育機関）は2026年をもって終了し，特定行為研修を組み込んでいる認定看護師教育機関（B課程認定看護師教育機関）だけになる[8)注4)]。

　日本看護協会は，2025年までに新たな認定看護師を約9,000人（現行の認定看護師からの移行者を含む）養成することを目標としている[9)]。

　以上，患者や利用者のニーズが多様化し，超高齢化の進む日本において，高齢であっても，病いや障害があっても地域で暮らしていく環境をつくっ

ていくためには，専門性の高い看護師が必要とされていることがわかった。そして，このような社会的な要請に応える形で，看護職能集団としての日本看護協会や看護にかかわる諸教育機関は，専門性の高い看護師を要請する制度を整え，看護師たちはこの専門性を高めるための制度を活用している。こうして専門性の高い看護師の数は，着実に増加している。

　2021年度からは，認定看護師の資格を持つものが，特定看護師になるための制度も始まり，ますます専門性の高い看護師が増えてくることが予想される。そうした状況の中で，入り口の看護教育の充実，看護師を志望するようにいかに学生に動機づけを与えるか，離職した潜在看護師の再教育といったさまざまな課題も出てくるだろう。今後ますます重要性を持つ看護のあり方に，社会として注目していくことが必須だろう。

注

注1）このチーム医療ワークショップに関しては，第7章に掲載している。

注2）特定行研修を受けた看護師は，これまでのさまざまな経緯から，診療看護師やナース・プラクティショナー，NPなどと呼ばれることもあるが，本稿では特定看護師と呼ぶ。

注3）ただし，実際に患者に対して特定行為を行うまでには，いくつかのハードルがある。例えば主治医と手順書を交わさなくてはならないが，主治医が特定研修制度をよく理解していなかったり，当該の特定行為の専門家ではなかったりすることもある。この点については，後述する。

注4）A課程認定看護師教育機関／特定行為研修を組み込んでいない認定看護師教育機関，2026年度をもって教育を終了。開講期間6カ月以上1年以内。時間数600時間以上。B課程認定看護師教育機関／特定行為研修を組み込んでいる認定看護師教育機関，2020年度から教育を開始。開講期間1年以内。時間数800時間程度。

引用・参考文献

1）日本看護協会：専門看護師，日本看護協会ホームページ．＜https://nintei.nurse.or.jp/nursing/qualification/cns＞

2）日本看護協会：認定看護師，日本看護協会ホームページ．＜https://nintei.

nurse.or.jp/nursing/qualification/cn＞

3）田端五月・平岡康子・児玉真利子：「脳卒中リハビリテーション看護認定看護師」の活動成果，旭赤医誌，27，pp.5-11，2013.

4）日本看護協会：認定看護管理者，日本看護協会ホームページ．＜https://nintei.nurse.or.jp/nursing/qualification/can＞

5）厚生労働省：特定行為に係る看護師の研修制度，厚生労働省ホームページ．＜https://www.mhlw.go.jp/stf/seisakunitsuite/bunya/0000077077.html＞

6）厚生労働省：医行為分類の枠組み（修正案），第 24 回チーム医療推進のための看護業務検討ワーキンググループ 資料 1-1，2012.＜https://www.mhlw.go.jp/stf/shingi/2r9852000002glgs.html＞

7）公益社団法人全日本病院協会（看護師特定行為研修検討プロジェクト委員会）：厚生労働省平成 27 年度看護職員確保対策特別事業「特定行為に係る手順書例集作成事業」特定行為に係る手順書例集，2016，p.3.＜https://www.mhlw.go.jp/file/06-Seisakujouhou-10800000-Iseikyoku/0000112464.pdf＞

8）日本看護協会：令和 2 年版　看護白書　特定行為研修を修了した認定看護師の活用，日本看護協会出版会，p.ii，2020.

9）小林正代：新たな認定看護師制度の意義と概要．In：前掲書 8），p.37.

チーム医療と特定行為研修制度，
NP教育課程

●●● 医療専門職と法律 　　　　　　　　　　　　●●●

　本節では特に，特定行為に係る看護師の研修制度修了者(以下，特定看護師)に焦点を当てて，特定看護師が医療チームの一員となりその役割を遂行できるようになるためにはいかなる課題があり，どのようにその課題を乗り越えようとしているのかを見ていく。また，診療看護師(NP)についても，導入している病院でのインタビューを交えながらチーム医療の中でいかなる役割として参画しているかを示していく。

　特定看護師や診療看護師(NP)がいかに他の医療専門職から受け入れられるか，また同じ看護職としてどのように協働していくかという点については，前節で見たようないくつかの課題が指摘される。それに対して，チームの一員として特定看護師や診療看護師(NP)が現場で役割を最大限発揮できるために，病院や施設では，さまざまな取り組みがなされている。ここでは，そうしたことを整理してみる。特定看護師や診療看護師(NP)がチームの一員として，専門性や能力を発揮できるためのヒントになれば幸いである。

　課題を整理するに当たって，まずは医療専門職の資格の法律的な定義と，それぞれの資格の関係性について概観する。というのも医療に関わる資格職は，法令を遵守する責任が厳しく課せられ，それぞれの資格の根拠となる法律の下で業務を行うことが規定されているからである。

　まず，看護職について改めて確認する。看護職は，保健師・助産師・看護師・准看護師の 4 つの資格のいずれかを持って看護にかかわる人々の総称で，保健師助産師看護師法（以下，保助看法）によって規定されている。特定看護師も診療看護師（NP）も現行の制度上は看護師である。4 つの資格については，それぞれ，以下のとおり規定されている。

【保健師】厚生労働大臣の免許を受けて，保健師の名称を用いて，保健指導に従事することを業とする者（第 2 条）

【助産師】厚生労働大臣の免許を受けて，助産又は妊婦，じょく婦若しくは新生児の保健指導を行うことを業とする女子（第 3 条）

【看護師】厚生労働大臣の免許を受けて，傷病者若しくはじょく婦に対する療養上の世話又は診療の補助を行うことを業とする者（第 5 条）

【准看護師】都道府県知事の免許を受けて，医師，歯科医師又は看護師の指示を受けて，前条に規定することを行うことを業とする者（第 6 条）

　ちなみに保健師・助産師・看護師教育を受けるための基礎学歴要件が高校卒業であるのに対し，准看護師のそれは中学卒業である。そして，看護師教育と准看護師教育の間では，教育時間数や内容に差がある。ただし，医療現場では准看護師も看護師と同等の業務を要求されることがあり，問題化している。また，准看護師の資格では認定看護師や専門看護師など専門性の高い資格を取得することができないという問題点も指摘されている。かつて，准看護師制度は存廃が議論されたことがあったが，今日に至るまで存続している[1]。

●●● 医療専門職の業務の法律上の位置づけ　　●●●

　医療専門職の業務については，法律で定められている。看護師の業務は，「療養上の世話」と「診療の補助」であるが，診療の補助に関しては，保助看法の第 5 条，第 31 条，第 37 条で下記のように記されている。

第5条 この法律において「看護師」とは，厚生労働大臣の免許を受けて，傷病者若しくはじよく婦に対する療養上の世話又は診療の補助を行うことを業とする者をいう。

第31条 看護師でない者は，第5条に規定する業をしてはならない。ただし，医師法又は歯科医師法（昭和二十三年法律第二百二号）の規定に基づいて行う場合は，この限りでない。

第37条 保健師，助産師，看護師又は准看護師は，主治の医師又は歯科医師の指示があつた場合を除くほか，診療機械を使用し，医薬品を授与し，医薬品について指示をし，その他医師又は歯科医師が行うのでなければ衛生上危害を生ずるおそれのある行為をしてはならない。ただし，臨時応急の手当をし，又は助産師がへその緒を切り，浣腸を施しその他助産師の業務に当然に付随する行為をする場合は，この限りでない。

　このように，看護師は，医師や歯科医師の指示の下に，「診療の補助」を行うということになっている。そしてこの「診療の補助」を業として行えるのは看護師だけであり，「診療の補助」は看護師の業務独占となっている。
　それでは，チーム医療で協働する他の職種ではどのようになっているだろうか。ほとんどすべての医療資格にかかわる法律では，医師を除いて「医師の指示の下」に業務を行うことが明記されている。たとえば理学療法士は，「厚生労働大臣の免許を受けて，理学療法士の名称を用いて，医師の指示の下に，理学療法を行なうことを業とする者をいう」（理学療法士及び作業療法士法 第2条第2項）とあり，「作業療法士」は，「厚生労働大臣の免許を受けて，作業療法士の名称を用いて，医師の指示の下に，作業療法を行なうことを業とする者をいう」（同　第2条第4項）とある。「診療放射線技師」の場合も同様に，「厚生労働大臣の免許を受けて，医師又は歯科医師の指示の下に，放射線を人体に対して照射することを業とする者」（診療放射線技

師法　第2条第2項)となっている。

　また「理学療法士及び作業療法士法」の第15条には，このように書いて
ある。

**第15条　理学療法士又は作業療法士は，保健師助産師看護師法(昭和
二十三年法律第二百三号)第三十一条第一項及び第三十二条の規定にかか
わらず，診療の補助として理学療法又は作業療法を行なうことを業とする
ことができる。**

　理学療法士や作業療法士は，保助看法で規定された業務独占があるにも
かかわらず，「診療の補助」を行うことができるとある。つまり，「診療の補
助」は看護師の業務独占であるが，理学療法士や作業療法士の業務の一部
「診療の補助」にあたるので，看護師の業務独占を一部解除する形で，「診療
の補助」の一部(一部とはいっても，具体的には重要な業務のかなりの部分
ととらえられる)を実施することができる，という法律の立て付けになって
いる。

　理学療法士や作業療法士だけでなく，その他の職種も同様，資格を規定
する法律には，看護師の業務独占が解除された形で，「診療の補助」を行う
ことができる旨が書かれている。**図9**は，厚生労働省の「タスク・シフト/
シェア推進に関する検討会」[注1]における配布資料である[2]。

　ここでは，「診療の補助」に関する看護師とその他の職種の法令上の関係
性が，図示されている。業務独占とされている職種は，医師，薬剤師，助
産師，看護師および診療放射線技師である。医師は，医師法の第17条で，「医
師でなければ，医業をなしてはならない」と定められていて，これに基づい
て医行為を独占的に行うことができるという業務独占がある。看護師は，
先に保助看法で見たように，「療養上の世話と診療の補助を行う」と規定さ
れている。そして，「診療放射線技師とその他の医療関係職種については，
看護師の業務独占を一部解除する形で，診療の補助の一部を実施すること

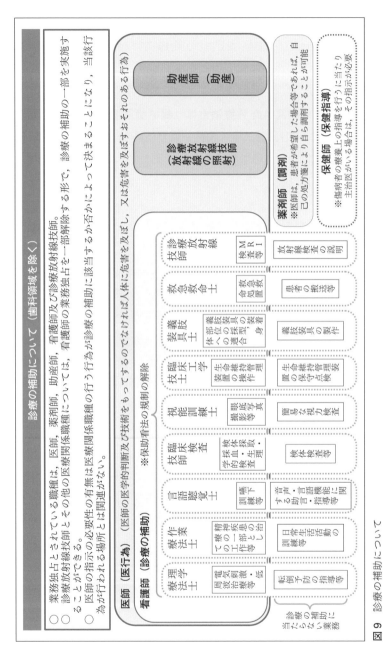

図9 診療の補助について
[厚生労働省：医師の働き方改革を進めるためのタスク・シフト/シェアの推進に関する検討会 議論の整理の公表について. 参考資料 ＜別添1＞. 2020. ＜https://www.mhlw.go.jp/content/10800000/000709444.pdf＞]

ができる」とある。このように，法的にみると，看護師は医療において医師に次ぐような大きな権限を持つ職種のひとつであると解釈される。

●●● 特定行為研修修了者の法律上の位置づけ　●●●

　先に見たように，保助看法第37条で，看護師は医師の指示があった場合に診療の補助を行うことができると規定されているが，特定行為研修制度の創設に当たって，2014年に，保助看法第37条の二が下記のように書き加えられた。かなり長くなるが，重要と思われるので全部を記す。

第37条の二　特定行為を手順書により行う看護師は，指定研修機関において，当該特定行為の特定行為区分に係る特定行為研修を受けなければならない。

2　この条，次条及び第四十二条の四において，次の各号に掲げる用語の意義は，当該各号に定めるところによる。

一　特定行為　診療の補助であって，看護師が手順書により行う場合には，実践的な理解力，思考力及び判断力並びに高度かつ専門的な知識及び技能が特に必要とされるものとして厚生労働省令で定めるものをいう。

二　手順書　医師又は歯科医師が看護師に診療の補助を行わせるためにその指示として厚生労働省令で定めるところにより作成する文書又は電磁的記録（電子的方式，磁気的方式その他人の知覚によっては認識することができない方式で作られる記録であって，電子計算機による情報処理の用に供されるものをいう。）であって，看護師に診療の補助を行わせる患者の病状の範囲及び診療の補助の内容その他の厚生労働省令で定める事項が定められているものをいう。

三　特定行為区分　特定行為の区分であって，厚生労働省令で定めるものをいう。

四　特定行為研修　看護師が手順書により特定行為を行う場合に特に必要とされる実践的な理解力，思考力及び判断力並びに高度かつ専門的な知識

及び技能の向上を図るための研修であって，特定行為区分ごとに厚生労働省令で定める基準に適合するものをいう。

五　指定研修機関　一又は二以上の特定行為区分に係る特定行為研修を行う学校，病院その他の者であって，厚生労働大臣が指定するものをいう。

　このように特定看護師は医師と交わした「手順書」に基づいて，「診療の補助」として特定行為に当たる業務を行えることが法律に明記された。具体的には，例えば医師と交わした「手順書」があれば，特定看護師は38行為21区分（p.45参照）の範囲の中で，投薬，検査，リハビリテーションに関する業務を行えることになる。

●●● 他職種からの受け入れ　●●●

　繰り返しになるが，特定看護師は医師と交わした「手順書」に基づいて，特定行為に当たる業務を行うことができる。具体的に言えば，「手順書」を基に特定看護師は，薬剤の投与量を調整したり，臨時投与をしたり，検査やリハビリテーションのオーダーをしたりできることになる。ところがこのことに対して，他職種から自らの資格を規定する法律に抵触しないかという疑義が出されることもある。

　医療専門職の資格に関わる法律では，医師を除いて「医師の指示の下」に業務を行うことが明記されていることは前述したが，特定看護師の指示（＝薬剤投与量の調整・臨時投与や検査のオーダーなど）のもとに業務をすることになると，特定看護師の役割が正確に伝わっていない場合，薬剤師や臨床検査技師や理学療法士や作業療法士などから，それぞれの職種を規定している法律に違反してしまうのではないかと危惧されるのである。

　こうした懸念の背景には，医師やそのほかの専門職に，特定看護師の資格や業務に関する十分な理解が届いていないことが挙げられる。

　特定看護師が医療現場において，その資格にふさわしい働き方ができるようになるには，医師やそのほかの専門職が，特定看護師について知るこ

とが必要である。そのためには，病院管理者や看護管理者が，特定看護師とはどのような資格であるか，医療現場でどんな役割が期待されているのかについて，医師やそのほかの職種に説明をして正確に理解してもらうような措置を講じることが重要と考えられる。

●●● 看護管理職からの受け入れ ●●●

　病院によっては，管理者が積極的に看護師を特定行為研修に派遣して，育成に取り組んでいるところもある。訪問看護ステーションなどの施設でも，施設長が率先して職員である看護師に，在宅領域の特定行為研修を受けるように送り出しているところもある。このような病院や施設では，研修を終えて戻ってくる看護師がチームで実力を発揮できる体制づくりを，院長や施設長が看護管理者と協議しながらあらかじめ行っている。

　一方で，育成段階からのかかわりはないが，特定看護師を受け入れている病院や施設もある。このような場合，受け入れ体制は手探りをしながら整えている状況であるが，院長と看護管理者が連絡を取り合い，診療部や看護部やリハビリテーション部などの組織の長と共に，特定看護師がどのような働き方をするのかを話し合ったりしている。

●●● 看護職からの受け入れ ●●●

　同じ看護職からの受け入れも，特定看護師が現場で役割を発揮できるためには必要である。ただし，看護職にとっても，特定看護師がどのような仕事を独自に行えるかわかりにくいこともある。状況に応じて特定看護師も看護師と同等の業務を行うこともあるし，特定の資格を持っていなくても優れたケアを行う看護師もいて，どんな業務が特定看護師に独自のものかがなかなか見えにくいことがある。特に，専門看護師や認定看護師との棲み分けは悩ましいことになっている。

　また，特定看護師はどこの部署に所属しているのか，人事考課で誰が評価するかということも，勤務先によって異なっている。特定看護師は，看

護部に所属していることもあれば，総合診療科や外科などに所属していることもある。特定看護師は医師と仕事をすることが多いので，医師からの評価を得ることはできるが，特定看護師の働きが見えないという看護管理職もいる。その一因として，特定看護師は看護のシフトに入っておらず，基本的に夜勤がない仕組みになっていることなども挙げられている。こうしたことも，看護師の中から特定看護師が見えないことの一因であるという。

　それでも，特定看護師が看護師教育に参画したり，今後は認定看護師が一定の研修を受けた後に特定看護師になりやすくなる道筋が立てられたりしている。こうして，特定看護師の役割が広く知られ，人数も増えていくようになれば，看護職からの受け入れは急速に進んでいくだろうと予測される。今後の動向に注目したい。

●●● 患者・家族からの受け入れ　　●●●

　特定看護師が現場で役割を発揮できるためには，患者や家族からの受け入れも重要なことである。

　訪問看護ステーションの特定看護師である木下真里氏は，この地域では初めての特定看護師だったので，最初は患者や家族から受け入れられるか不安だったという。そして，看護師が特定行為をすることを患者や家族は断るだろうと思った。しかし実際は，「**意外と受け入れられて，びっくりしました**」と言う。

　この時を思い返して，木下氏はこう言う。

　「**今思うと，今まで訪問看護**をすでに提供していた中で，信頼関係が築けていたからだと思います。これがベースとなっていたんです。**看護師としての自分を，利用者さんやご家族は知っていたんです。だから，私が特定看護師**になって，胃ろうやカニューレの交換などの特定行為をすることになっても，受け入れてくれたんだと思います」

　木下氏は，初めての訪問看護利用に際して特定行為をするように依頼されたことはないという。何回かは，訪問看護をしながら信頼関係をつくって，それから特定行為ができるようにする流れになっている。これは，訪問看護ステーションの長である中島由美子氏の方針でもある。

　また，特定行為をする際に，患者や家族に「手伝ってもらう」ということもあると木下氏は言う。例えばカニューレを交換するようなとき，家族にカニューレを「ちょっと手で支えていただけますか」とか，患者に「首をこんなふうに傾けていただけませんか」とお願いしたりするという。在宅で，カニューレ交換のような特定行為をするとき，患者や家族の協力は不可欠で，「こういう協力がないと特定行為ができません」と言う。そしてこのように，患者や家族に特定行為に参加してもらうことで，在宅ケアがよりスムーズになっていくことを，木下氏は実感している。

**　「患者さんや家族に特定行為に参加してもらうことが重要です。患者さんやご家族は，それまで興味がなかった，というと変ですが，気に留めていなかったことに，こんなふうに自分の体はなっているんだとか，こういうふうにするといいとか，理解するようになってきていると思えます。患者さんの療養を進める上では，患者さん自身が療養を知り，自己管理していくことが大切になります」**

　木下氏は，カニューレを交換するときは，単に交換するだけでなく，この交換がどのような意味を持つか，日ごろはどういうことに気をつける必要があるのかを説明しながら行っている。そうすると，家族は，生活の中でどのようなことに注意すればよいと具体的にわかっていく。在宅は，家族やヘルパーのかかわりが大きいが，このような特定看護師のかかわり方は，家族やヘルパーに対する具体的な指導につながっている。

　以前は，カニューレや胃ろうの交換のような医療行為は，病院の処置室でやっていたので，家族は交換の現場を見ることがなかった。しかし，病

院から地域へと医療の場が拡大している中で，在宅での医療行為は増えていくことが予測される。特定看護師の役割は，ますます重要なものになってくるだろう。

●●●診療看護師（NP）の導入　　　　　●●●

　ここでは，看護師に求められる役割の変化・拡大を受けて，諸外国で導入されているナース・プラクティショナー制度について紹介しておこう。ナース・プラクティショナー（NP）は，日本看護協会によると「米国等のような医師の指示を受けずに一定レベルの診断や治療などを行うことができる公的資格（現在日本にはない）」と定義されている[3]。

　ただし，日本でも一部の大学院では，2008年から米国のNPを参考にした教育課程が行われており，日本NP教育大学院協議会と日本看護系大学協議会では本課程修了者をそれぞれの基準を踏まえ認定している。日本NP教育大学院協議会によると，一定レベルの診療行為を自律的に実践するために，①フィジカルアセスメント，②臨床薬理，③疾病論を含む医学の基礎的な知識・技術を修得したうえで，臨床推論に基づき的確な診療行為が提供できる知識・技術等を学ぶことになっている[4]。

　そこには診断や治療を提案するプロセスが含まれており，多くのNP教育課程では特定行為研修も組み込まれている。ただし現状では，NP課程修了者も保健師助産師看護師法上の「看護師」であり，その業務範囲は「療養上の世話又は診療の補助」である。

　ここでは，東京都内の循環器専門病院である榊原記念病院における，日本NP教育大学院協議会が認定している診療看護師（NP）の活動状況を見てみる。この病院には診療看護師（NP），専門看護師，認定看護師がいるが，副院長・看護部長の池亀俊美氏は，それぞれが役割を発揮できる体制を整備するために，院内の各部署や管理者に働きかけている。

　同病院には3人の診療看護師（NP）がいるが（インタビュー当時。現在は4人が活動），当初は，診療看護師（NP）が現場でどのように働くかについ

て明確に決まっていないことも多かった。そこで池亀氏は多職種で話し合う「診療看護師業務検討委員会」を設けて，2カ月に1度くらい，診療看護師（NP）の働き方について検討してきた。この検討委員会の構成員は，看護部長が委員長で，内科医，心臓血管外科医，小児科医，麻酔科医，副看護部長，放射線技師（課長クラス），生理検査技師，レントゲン技師，薬剤師，栄養士，リハビリ（PT），情報課である。こうした院内の大きな組織で機関決定を経た上で，診療看護師（NP）が活動できる素地を用意している。

　看護部長の池亀氏はこう言って，診療看護師（NP）の活躍に期待する。

　「医師の使い走りになってしまうような診療看護師（NP）になってはいけないと思います。患者の意向を把握して，それを医師や看護師に伝えて，チームで目標を共有できるように部門間をうまく調整できるような働きをすることが，診療看護師（NP）には望まれます」

●●● 診療看護師（NP）の活動　　　●●●

　診療看護師（NP）として勤務する金城義朗氏は，現在週2回の午前中は，循環器内科の初診外来を担当している。かつてこの循環器内科の初診は，4週間程度待たなくてはならないくらい患者が多く，問題になっていた。そこでなるべく多くの患者を見られるように，診療看護師（NP）が初期評価をして，医師が追加で評価するというシステムを導入した。このことによって，患者の受診までの日数は短縮された。

　さらに，診療看護師（NP）は，医師による診療後も患者との面談の時間を設けているので，医師だけだと聞き切れていない患者の不安な気持ちや心配事を丁寧に聞くことができている。その他にも，入院や治療に関するフォローなどについても患者に情報提供ができる。

　診療看護師（NP）の金城氏は，初診から見られるので，患者の全体像を把握しやすくなっていると感じている。そして，医療者と患者や家族との

コミュニケーションを円滑にする役割もさらに担えるようになるといいと考えている。そしてこのように言っていた。

「診療看護師（NP）が現場でその役割を最大限に果たせるまでには，まだ時間がかかることになるとは思います。看護師と医師との間を取り持つようなものから，医療者と患者や家族の間をつなぐようになるまで，現場の中でキャリアアップしていきたいと思います」

　診療看護師（NP）の関口奈津子氏も，榊原記念病院に勤務している。診療看護師（NP）は，各種検査，食事や清潔ケアなどの一般指示が出せるが，最初は，安全管理上の理由で，医師と連名で指示を出していた。しかし規約を作成して院内の承認を得，現在では関口氏単独の名前で指示オーダーが出せるようになっている。今，関口氏は，前述のオーダーに加え，リハビリテーション依頼，安静度の変更，食事内容の変更なども行い，主治医と共に入院管理を行っている。疾病管理と医師の思考を理解した上で，病棟患者の生活をみている診療看護師（NP）だからこそ，患者の状態に合わせたタイムリーな対応を行うことができるのだ。

　副院長・看護部長の池亀氏は，「診療看護師（NP）が，安全・安心に働けるようにしなくてはならない」と言い，院内の体制を整え，必要に応じて規約を作ってきた。またこの病院では，理事長や院長が，診療看護師（NP）の活動に期待して，現場で生かそうとしており，「何かあったら，院長が責任を取る」ということにもなっていた。このような管理者たちの姿勢は，看護師の新しい働き方である診療看護師（NP）が，その役割を発揮しながら他医療職と共に活動する際には必要不可欠である。

　患者や家族からの診療看護師（NP）の受け入れについて，同病院で勤務する診療看護師（NP）の金城瑞季氏は次のように話す。

「以前大学病院に勤務していた時，集中治療室にいました。医師がいない

とき，看護師だけでは呼吸器を管理してリハビリすることはできなかったので，呼吸器をつけた患者がタイムリーなリハビリをできるように，NP 教育課程を受けようと思いました」

　金城氏は，患者に自分が診療看護師（NP）であることを言っていた。そして，診療看護師（NP）は，医師が説明しきれないところや手が間に合わないところを埋める役割をしていると説明していた。このようにして，患者とのラポール（＝関係性）を形成することで，患者は悩みや不安なことを診療看護師（NP）に話しやすくなり，ストレス管理的なかかわりもできるという。

　「医師からの説明が難しい時に，患者さんに分かりやすいように説明しています。診療看護師（NP）だと，患者さんの求めに応じてゆっくりと，かみ砕いて説明することができます。患者さんの話を聞くこともできます。患者さんからは，不安が和らいだとか，聞きたいことが聞けたといった言葉をいただきます」

　入院期間が長いとラポールが形成される一方，短いとなかなか難しい場合もあるが，患者が納得して治療を受けられるために，丁寧なかかわりをするように気を付けているという。
　このように，新しい職種が組織の中で役割を発揮していくために，さまざまな職種が話し合い，組織としての受け入れの環境を作っていくことが重要で，このプロセス自体もまさにチーム医療と言える。それは，時間や労力かかることかもしれないが，こうしたことが，ひいては患者にとっての良い医療ケアにつながっていくのだろう。

注
注 1 ）2019 年施行の「働き方改革を推進するための関係法律の整備に関する法律」

を踏まえ，医師の業務を他の職種にタスク・シフト / シェアすることで，医師の業務量を調整することを目的に，同年 10 月に厚生労働省「医師の働き方改革を進めるためのタスク・シフト / シェアの推進に関する検討会」が設置された。2020 年 12 月公表の「議論の整理」では，医師からタスク・シフト / シェアする業務について「現行制度の下で実施可能な業務」と「法令改正が必要な業務」に分けて提示された。そして，「現行制度の下での実施可能な業務」として，看護師については，特定行為研修制度の普及，特定行為のより一層の推進，一般の看護師が事前に取り決めたプロトコールを活用する重要性などが明記された。「法令改正が必要な業務」では診療放射線技師，臨床検査技師，臨床工学技士に新たな業務が認められ，2021 年 10 月までに政省令を改正するとしている。

引用・参考文献

1）細田満和子：「准看護婦問題」についての一考察—プロフェッション論の視点から—，保健医療社会学会論集．8，p.29-39，1997.

2）厚生労働省：医師の働き方改革を進めるためのタスク・シフト / シェアの推進に関する検討会 議論の整理，2020 年 12 月 23 日．＜https://www.mhlw.go.jp/stf/newpage_15678.html＞

3）井本寛子：最期まで安心・安全な医療がタイムリーに受けられる社会をめざして　2040 年に向けたナース・プラクティショナー（仮称）制度創設の必要性．看護，2020；72（2）：34-38.

4）一般社団法人日本 NP 教育大学院協議会：診療看護師（NP）．2020 年 11 月 20 日．＜https://www.jonpf.jp/document/np.pdf＞

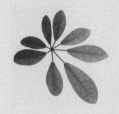

第 2 章

「チーム医療」の
4つの要素

「チーム医療」4つの要素

　これまでに，戦後日本の新しい医療の形として「チーム医療」が提起されてきた歴史を，「病院」や新しい医療関係職種の誕生や制度としての評価という側面に注目して見てきた。また，チーム医療と看護師の専門性の関係性について概観した。ここからは，今日の医療における「チーム医療」とは何か，という問いに入っていく。

●●● 「現実」としての「チーム医療」　　●●●

　本書では先述したように「チーム医療」を，理論家たちの〈観念〉としてではなく，当事者が現実の日常生活の中で〈知っている〉ところのものとして見ていくことにした。ゆえに「チーム医療」と考えられているものや「チーム医療」として実践されているもの，いわば医療に従事する当事者にとっての「チーム医療」という「現実（reality）」に迫ることが，本書の探究の目的である。

　「現実」の「チーム医療」を探究する理由は以下のとおりである。「チーム医療」の定義や理念については，学生向けの教科書や医療職の倫理綱領に記されているように，かなりの共通了解がなされていると考えられる。一方，現実には「チーム医療」は難しいといわれている。それならば，その現実を基盤にして，「チーム医療」とは何か，「チーム医療」の困難性とは何かということを考えてみることが必要となってくる。よって，医療に従事する当事者に「チーム医療」として認識され，実践されているものを抽出し，それがどういう性質のものであるか分析することが目標として立てられるので

ある。

●●● フィールドワークと文書資料　　　　　●●●

　筆者は，この当事者による「チーム医療」という現実を知るための資料を，フィールドワークや文書資料によって調達してきた。

　フィールドワークは，病院や診療所などでの参与観察やヒアリングによる資料収集を指す。筆者は病院内を歩き回りながら，日常的な医療現場の雰囲気の中で，「チーム医療」として認識されているものや実践されていることを把握したり，医療従事者の方々に話を聞かせていただいたりした。ヒアリングした医療従事者の職種は 22 種類に及ぶ。

　文書資料には，「チーム医療」に関して書かれた医療系雑誌論文などを援用した。筆者は医学中央雑誌[注1]を利用し，1987 年以降に発行された医療系雑誌論文の中で，「チーム医療」を主題とした論文を検索した。その結果，1999 年までに「チーム医療」を主題にしている論文は 1,800 件余りに上った。そこで，この 1,800 件余りの論文の中から，論文執筆者の職種がなるべく幅広いものになるよう操作を加え，106 の論文を参考資料に選んだ。この 106 の論文の掲載雑誌は，『医療』『看護管理』『看護教育』『看護実践の科学』『看護展望』『ナースデータ』『医学教育』『看護』『Japanese Journal of Interventional Cardiology』『作業療法』『日本放射線技師会雑誌』『日本臨床栄養学会雑誌』『日本透析医学会雑誌』『新薬と治療』『薬局』『Medical Pharmacy』『作業療法ジャーナル』などである。2000 年以降の論文に関しては、適宜追加調査を行った。

　論文の多くは，医療従事者が自らの就業している施設——ほとんどが病院であるが，訪問看護ステーションや老人保健施設の場合もあった——で，自らが行ってきた「チーム医療」を紹介するという形式がとられていた。こうした論文から当事者の「チーム医療」に関する認識や，「チーム医療」としての実践を読み取った[注2]。

●●●● 「類型化」 ●●●

　こうしたフィールドワークと文書資料を基に，当事者にとっての「チーム医療」という認識と実践を明らかにしていこうと思うが，その前に少しだけ分析の枠組みについて言及しておく。

　A. シュッツによると，社会文化的世界や物理的世界を解釈する際，「類型化 typicality」が準拠枠にもなるという[1]。人は世界内の対象を理解しようとするとき，対象の特徴を知覚し，対象をすでに経験された事物に関係づけたり，いかなる類型に属するのか予想したりする。本書でもこれに倣い，「チーム医療」という対象を理解するために，そこにおける要素をいくつか抽出し，「類型化」という作業によって分析を試みる。

　ただし，A. シュッツも指摘しているが，「類型化」された各要素は，多くの場合ほとんど常に混じり合っており，純粋な状態で見い出されることはまずない。「類型化」というのは，ある意味で構成による類型にすぎないということも強調しておく必要があろう。「チーム医療」といわれる認識と実践について特徴的な要素で「類型化」したとしても，現実の「チーム医療」では，各要素が混じり合い互いに関係し合っているのだろう。こうしたことを念頭に置いた上で「類型化」し，各要素の関係性を検討してゆく。

　「類型化」をするときには，当事者の「志向性」に着目する。すなわち，当事者が「チーム医療」をどう認識し，実践しようとしているのか，ということに焦点を当てるのである。「チーム医療」という言葉に込められた意味を汲み取るという観点からも，「志向性」による「類型化」は適当と考えられる。

●●● 「チーム医療」の4つの要素 ●●●

　「チーム医療」に関するフィールドワークや文書資料で得られた情報を，「志向性」に着目して総合すると，当事者の認識と実践において，4つの要素が類型として浮かび上がってくる（図10）。それらは，「専門性志向」，「患者志向」，「職種構成志向」，「協働志向」と名づけられる。下記の記述は，「チ

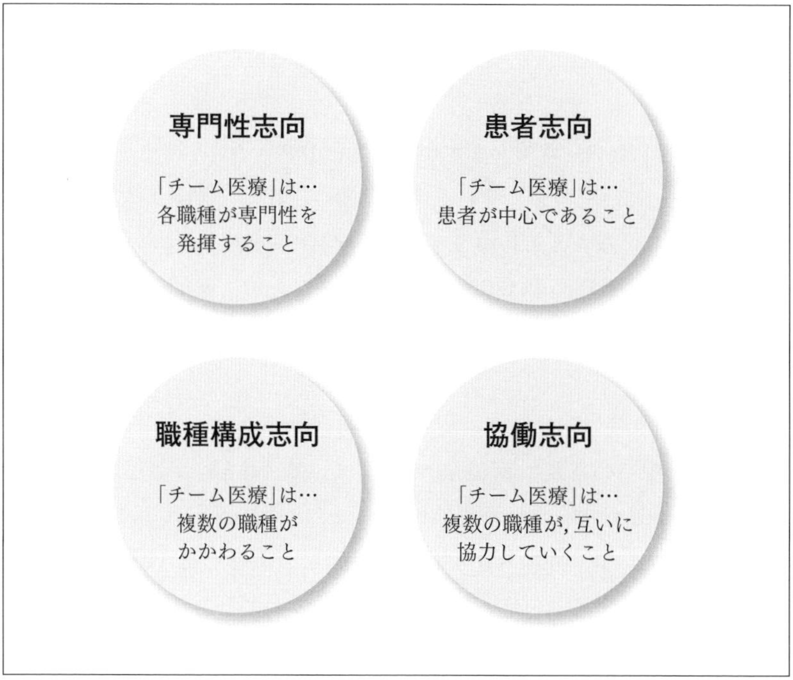

図10 「チーム医療」の4つの要素

ーム医療」というテーマで書かれたある論文の一部だが，ここには上記の4
つの構成要素が凝集されている。

　「現代医療・看護がますます高度細分化されていく今，医師，看護婦（ママ）
だけでなく，臨床検査技師，レントゲン技師（ママ），薬剤師，栄養士，理学
療法士，作業療法士，臨床心理士，さらに社会福祉士，介護福祉士という
ように，多くの医療職の連携が，急性期，慢性期を問わず，必要不可欠と
なっている。医師・疾患中心主義から，患者・問題中心主義へと変わった今，
患者を中心として，専門性を最大限発揮でき，しかも協力体制の整った医
療制度，それがチーム医療である」[2]

　以下，この記述を基に，4つの構成要素について簡単に説明する。

〈専門性志向〉

　冒頭の「現代医療・看護がますます高度細分化されていく」という箇所からは，「チーム医療」では，それぞれの職種の「専門性」が重要な意味を持つと考えられていることがわかる。医療や看護が「高度化」することや「細分化」——別の言葉で言えば専門分化——することで，医師や看護師や薬剤師などの各職種には，高度な専門性が要求されてくるという。

〈患者志向〉

　「医師・疾患中心主義から，患者・問題中心主義へ」という記述からは，「チーム医療」が患者中心という志向性をもつことが読み取れる。「DOSからPOSへ」[注3]という一種のスローガンがあるが，「患者志向」は「チーム医療」の構成要素の一つとしてみなすことができる。

〈職種構成志向〉

　「医師，看護婦(ママ)だけでなく，臨床検査技師，レントゲン技師(ママ)，薬剤師，栄養士，理学療法士，作業療法士，臨床心理士，さらに社会福祉士，介護福祉士」と，さまざまな職種が列挙されているが，複数の職種が医療にかかわるということも「チーム医療」の要素と捉えられる。

〈協働志向〉

　「連携」や「協力体制」という言葉が見受けられるが，これは単に複数の職種が専門的な仕事を分担するだけではなく，互いに協力していくという意味が込められていると解釈できる。よって，対等な立場で尊敬し合い，協力して業務を行うという「協働」が「チーム医療」の要素として認められる。

　それでは，この4つの要素について，もう少し詳しく見ていくことにする。

注

注1）医学中央雑誌は，日本の医療に関する論文のデータベースである。

注2）収集した医療系雑誌論文は，内容を吟味した結果，一種の体験談として取り扱うことができると判断できたので，文書資料として分析対象にした。文書資料を質的データとみなし一次資料として分析する方法は，B. グレイザーと A. シュトラウスに従った[3]。

注3）「DOS」は「医師志向型システム／疾病志向型システム Doctor Oriented System ／ Disease Oriented System」の頭文字で，「POS」は「患者志向型システム／問題志向型システム Patient Oriented System ／ Problem Oriented System」の頭文字である。

引用・参考文献

1）Schutz, A.：On Phenomenology and Social Relations, University of Chicago Press, 1970.（森川眞規雄・浜日出夫訳：現象学的社会学，紀伊國屋書店，p.81, 1980.）

2）鳥飼香（看護師）：総合精神保健システムを目指して―総合的チーム医療の構築―，ナースデータ，19（9），p.5-9, 1998.

3）Glaser, B.G. and Strauss,A.L.：The Discovery of Grounded Theory：Strategies for Qualitative Reserch, Aldine Publishing Co., 1967.（後藤隆・大出春江・水野節夫訳：データ対話型理論の発見，新曜社，1996.）

研究者のひとりごと

　医療現場で「チーム医療」といわれているものは何か。現場の方々の「声」の中から見つけてみようと思いフィールドワークを行いました。専門性を生かしていくこと，患者中心にすること，いろいろな医療職が一緒にすること，対等に協力してやっていくこと，「チーム医療」とは何かという問いかけに，こうした「声」が見つかりました。

専門性志向とは何か

前節では，「チーム医療」を志向性という観点から分類し，「専門性志向」，「患者志向」，「職種構成志向」，「協働志向」という 4 つの要素を抽出した。それぞれの要素について，少し具体的に見ていこうと思う。

●●● 医療の「高度化」 ●●●

「チーム医療」の要素における「専門性志向」は，医療の高度化や専門化に対応した志向性と捉えられる。

たとえば脳梗塞になった人への対応は，1970 年代以降の医療の高度化や専門化によって大きく変わってきた。脳梗塞はかつて治療法がなく，医療従事者からすると「限りなく観察と待ち」[1] を強いられる病気と考えられていた。日本では戦後しばらく経つまで，脳梗塞で倒れると，「たとえ便所で倒れても，その場に布団を敷いてひたすらじっと寝かせよ，絶対に動かしてはならない」と言われていたという [2]。看病といっても額に氷嚢を載せ交換するだけで，病者は意識がないから食事も与えられず，ただ寝かされているだけであった。万が一，死を免れたとしても，寝かされたままの状態で何ら訓練を受けることはなかったので，やがて動けなくなり「寝たきり」のような重篤な障害を持つようになっていた。

ところが，1970 年代以降になると，CT や MRI などの診断機器や，血液凝固阻止の薬が開発されたりして，脳梗塞に関する一定の治療法が確立されるようになった [3]。また，その頃から「第四の医学」としてリハビリテー

ションの重要性が主張され始め，脳梗塞患者にはリハビリテーションが適用されるようになった[4]。1980 年以降は福祉への注目によって，退院後も地域社会でサポートする体制が次第に整備されるようになってきた。こうして脳梗塞になった人への対応は多岐にわたる分野で変わってきた。

●●● 医療の「専門化」　　　　　　　　　　　　　　●●●

　ここでは脳梗塞になった人を例に，どのような医療従事者がかかわっているのかを概観することで，今日の医療がさまざまな専門職の分業から成り立っていることを確認する。

　まず，治療に関してである。ある人が脳梗塞になると，家族や知人にかかわらず近くにいる人によって救急車が呼ばれ，病院へと運ばれる。その間，救急救命士が経過観察などを行う。病院へ運ばれるとまず医師による診断がなされ，CT を撮るなどの検査が行われ，治療が開始される。検査には，診療放射線技師や臨床工学技士や臨床検査技師といった職種がかかわる。医師は診断，治療，予後を予測し，処方箋やカルテを書く。薬剤師は薬を調剤する。

　次に，入院生活に関してである。看護師は，患者が入院治療している期間を通して，与薬，食事の介助，褥瘡予防，清拭，環境整備などを行ったり，突然の発症や障害が残ることで不安を感じる患者や家族の精神的なケアをしたりする。栄養士は嚥下が困難な患者のために特別の食事を用意し，臨床心理士はカウンセリングをする。

　そして，リハビリテーションに関してである。脳梗塞の発症後，人によっては身体を動かすことができず，手足が拘縮したり，廃用症候群になったりする。看護師や理学療法士はそれらを防ぐために，入院するとすぐに体位交換や可動域を広げるためのリハビリテーションを行う。また発症後に，梗塞のあった脳の部位に対応した片麻痺や失語症などの障害を持つようになる人も少なくないので，理学療法士や作業療法士や言語聴覚士が，患者の障害に応じたリハビリテーションを行う。

　最後に，退院後のサポートに関してである。障害を持ちながらも社会生活を円滑に営めるように，薬剤師は自宅に帰ってからの服薬指導を行い，社会福祉士は家屋改造を支援する制度や地域の資源などを紹介したりする。実際に退院した後は，保健師，訪問看護師，福祉行政職員が，脳梗塞で障害を持つ人が地域社会で暮らすためのサポートをする。

　以上，脳梗塞とそれに伴う障害を持つようになった人にかかわる，さまざまな職種の業務を概観した。救急救命士，医師，臨床工学技士，診療放射線技師，臨床検査技師，薬剤師，看護師，栄養士，臨床心理士，理学療法士，作業療法士，言語聴覚士，社会福祉士（ソーシャルワーカー），福祉行政職員，保健師，訪問看護師など，実に多くの職種が，それぞれの専門性に基づいた働きかけを行っていることが確認できる。

●●● 高度な専門性の要求　　　　　　　　　　　●●●

　このように一人の患者に対して，数多くの職種の人々が専門的にかかわるのが今日の医療であるが，それぞれの職種の「業務」がうまく組織化されることが「チーム医療」と呼ばれているものの形の一つである。

　「チーム医療」はそれぞれの職種の人々が，高度な専門性を持つことで可能になると考えるのが「専門性志向」だが，そのように考える医療従事者は，高度な専門性を持つべきという要求を突きつけられていると感じている。たとえば看護師は，よく「チーム医療では看護の専門性が問われている」という言い方をする。看護師には体位交換や清拭といった看護のルーティンに加え，患者や家族の抱える心理的な問題に対処することや，患者が退院した後の生活への配慮が求められている[5]。それは，看護の専門性を生かして患者の「ニーズ」を察知し，臨床心理士や社会福祉士などと連携することが求められていることでもある。

　さらにルーティンの看護業務にも，高い専門性が要求されている。脳梗塞の患者の場合，空間失認や失語症という障害を持つことがあるが，空間失認を理解しないままに看護したために患者に大きな後遺症が残ってしま

うことや，失語症の存在に気がつかないで患者を意欲のない人と誤解して
しまうこともある[6]。こうしたときに患者の抱える問題を発見するには，通
常業務を行いながら，それに「気づく」という高度な専門性が必要である。
この専門性を持つことで，たとえばこの場合，言語聴覚士と連携するとい
うような「チーム医療」が可能となる。「チーム医療」を可能にするための他
職種から看護師への専門性の要求は，次のような作業療法士の記述からも
読み取れる。

　「看護部門の24時間の勤務体制では，病棟での患者間の人間関係や家族
の面会時の情報が得やすい。病棟での患者同士の関係を基に，家事動作な
どの集団訓練を計画したり，リハスタッフが家族からの情報収集を看護部
に依頼したりする場合もある。また障害受容について患者が訓練室と異な
った言動を病棟では示すこともあり，このような情報は患者の心理状態を
把握するうえで欠かせない」[7]

　薬剤師や栄養士なども，「チーム医療」を可能とするために高い専門性が
要求されていると考えている。服薬指導料や栄養食事指導料の改正が行わ
れ，従来と比べて高い報酬が払われるようになったことも，彼らがそのよ
うに考える理由の一つであるという。薬剤師は「医師や看護婦（ママ）にもで
きる服薬指導ではなく，薬剤師による専門的な業務が望まれる」[8]と，栄養
士は「臨床検査データが読め，栄養評価のできる管理栄養士が求められて
いる」[9]と，医師や看護師や臨床検査技師と連携するための専門性が要求さ
れていると述べている。

●●● 高度な専門性の承認要求　　　　●●●

　逆に，「チーム医療」を可能にするために，それぞれの職種の人々が，自
ら高度な専門性を引き受けたいと欲している場合もある。看護師が「チーム
医療では看護の専門性が問われている」と言うとき，それは他の職種から

「専門性」を要求されていると認識している側面もあるが，看護師自らが「専門性」の高さを他者に向けて呈示している側面もある。そこには，看護師が専門性を発揮することで「チーム医療」が可能になることを，周囲から認められたいという意図も見いだせる。ある看護師は次のように書いている。

　「チームメンバーのなかで，看護婦（ママ）のもつ特徴は，『患者の24時間の生活を支える看護の専門性』という点から次のように考える。
　①患者と接する時間が最も長い。
　②患者の生活場面に直接かかわっている。
　③患者の情報をより多くもっている。
　④家族とのかかわりが多い。
　⑤患者と他者とのパイプ役である。
このような特徴をもつ看護の機能上，チームアプローチにおいて，看護婦（ママ）に中心的役割を担うことが求められている」[10]

　ここでは「看護婦（ママ）に中心的役割を担うことが求められている」と書かれているが，看護師自身が「チーム医療」で「中心的役割を担うことを求めている」と解釈してもよいだろう。「チーム医療」で中心的役割を担うためには，看護師が他職種から高い専門性を認められることが必要であり，専門性を持つという承認を得るためには，「チーム医療」の中で中心的な役割を果たすことが必要なのである。

　薬剤師も，自らの専門性が発揮されれば「チーム医療」が可能になり，薬物相互作用で投与禁忌の薬を医師によって誤って処方されることを防いだり，看護師に代わって，患者が納得のいくまで時間をかけて服薬に関する説明を行ったりできると考えている[11]。栄養士も，自分たちが疾患ごとに専門性を持つならば，栄養素面だけでなく，患者の身体における栄養状態や，食事摂取上の諸問題を医師と共に考える「チーム医療」が可能になり，よりよい対処ができると言っている[12]。こうした「チーム医療」が可能になるに

は，薬剤師や栄養士の専門性が，医師や看護師など他の職種からの承認を得られている場合に限られるのである。

引用・参考文献

1）Caplan, Louis R.et al.：Family Guide to Stroke：Treatment, Recovery, and Prevention, American Heart Association, 1994.（岩淵定訳：脳卒中とともに生きる―患者さんと家族のために，文光堂，p.5，1998.）

2）岡本祐三：医療と福祉の新時代，日本評論社，p.26，1993.

3）黒田泰弘，他：脳血管系疾患，窪田達也編：クリティカルケア・マニュアル：集中治療管理指針，秀潤社，p.130-133，1995.

4）日本リハビリテーション医学会：増補改訂版　リハビリテーション白書，医歯薬出版，1982.

5）熊谷亜希子（看護師）：入院時より在宅生活を考えたチームアプローチを，看護学雑誌，62（2），p.168-171，1998.

6）大島峻（医師）：急性期リハビリテーションの可能性，ナーシング・トゥデイ，17（2），p.20-22，2002.

7）砂原伸行（作業療法士）：リハビリテーション専門病院における職種の情報交換とチームワーク，作業療法ジャーナル，27（4），p.251-253，1993.

8）橋本久邦（薬剤師）：薬剤業務の効果向上をめざして，新薬と治療，46（2），p.30-32，1996.

9）寺本房子（栄養士），他：栄養評価をふまえたチーム医療活動，日本臨床栄養学会雑誌，17（3），p.112，1995.

10）飯島文子（看護師），他：摂食・嚥下障害患者へのチームアプローチ―嚥下ナースを中心とした嚥下チームのかかわり，看護技術，44（1），p.67-72，1998.

11）牛嶋英二（薬剤師）：地域とのチーム医療，新薬と治療，45（7），p.34-35，1995.

12）前掲書9），p.112.

患者志向とは何か

●●●● 「チーム医療」と「患者志向」 　　　　　 ●●●

　いくつかの資料から，医療従事者にとって「チーム医療」と「患者志向」とが密接な関係性を持っていると考えられていることがわかった。

「チームワークは患者さんに最高のサービスを提供するためにある」[1]

　そして逆に，「チーム医療」でないと，患者中心の医療ができないと考えられている。

「チームワークの機能が不十分である場合は，患者が著しい不利益を被る可能性が大きい」[2]

　「患者志向」の「チーム医療」ができないとき，患者が不利益を被るケースとして，病状の回復が遅れることが挙げられている。たとえば，次のようなケースである。嚥下が困難なためにリハビリテーションを行っている患者が，ある日気分がよいからといって食事を摂ってみることにした。看護師はそうした患者の意欲を回復の兆候と認識し，食事の介助をしたが，突然医師が処置をすると言って病室に入ってきて患者の食事は中断された。処置の後，患者は再び食事を摂ろうとはしなくなった[3]。

　このケースで看護師は，患者の食事をしたいという意欲を医師に説明し，すぐに必要な処置でなければ時間をずらして行うように言うこともできた。しかし，そうはならなかった。医師にも看護師にも，患者の意欲や看護やリハビリテーションより，医師の都合や治療的行為が優先されるという考え方があったのだろう。結果として，患者は再び食事を摂る意欲をなくし，リハビリテーションは進まず，回復が遅れることになったという。

　この場合，もし患者の意欲を尊重した看護師の業務が尊重され，医師にもそのことが伝えられ納得されたなら，「チーム医療」が実践されただろう。

　ここでは，このような患者の不利益を排除するという「患者志向」の原理と実践を見てみることにする。

●●● 医療原理の変更　　　　　　　●●●

　本章第 1 節で，「医師・疾患中心主義から，患者・問題中心主義へ」という看護師の記述を引用したが，これは医療界で「DOS から POS へ」といわれているスローガンと等しい意味を持つと考えられる。「DOS」は「医師志向型システム（Doctor Oriented System）」や「疾病志向型システム（Disease Oriented System）」の頭文字で，「POS」は「患者志向型システム（Patient Oriented System）」や「問題志向型システム（Problem Oriented System）」の頭文字である。「チーム医療」はこうした「DOS」から「POS」へという潮流の中で，重要な意味を持つことがいくつかの資料で示されている [4)5)6)]。

　ところで，ともに「POS」と表現されるこの「患者志向型システム」と「問題志向型システム」で意味されている内容を見てみると，「インフォームド・コンセント」，「生活の質（Quality of Life）」，「全人的医療」という概念と親近性を持つものとして使用されていることに気づく。

　「インフォームド・コンセント」は，自分の身体に対してどういう医療が行われるのか十分な説明がされた上で，どういう医療を受けるか自分で決定していく権利が患者にあるという概念である。この概念は，1950 年代後半から 1960 年代にかけてのアメリカにおいて判例法上登場したもので，その

背景には消費者運動や精神障害患者の人権保護といった動きがあった[7]。

　ある薬剤師は，慢性疾患患者への教育システムを整備するとき「チーム医療」を行った経験を踏まえてこう書く。

　「チーム医療へ病院薬剤師がかかわる一例として患者教育システムとの関係を述べた。現在の医療は大きな転換期にあり，従来のパターナリズム的なお任せ医療から，患者への的確な説明を基礎とした，患者中心の医療が求められている」[8]

　この記述の，「お任せ医療」から「患者中心の医療」へという記述の背後には，患者への説明という「インフォームド・コンセント」の原理が想定されていることが伺える。そして，この「インフォームド・コンセント」を可能にするために，「チーム医療」が必要だと考えられていることがわかる。

　「生活の質」や「全人的医療」という概念は，病理学的に説明される「疾患（Disease）」でなく，病む人の社会的・心理的背景から説明される「病い（Illness）」に注目し，生活そのものや人間の全体性を医療の対象にしようとするときに用いられるものである[9]。近年の日本の看護界や医学界の一部では，身体と精神の分かちがたさや人間存在の意味を洞察した「現象学」が注目されたり，「病者の語りに基礎を置く医療（Narrative Based Medicine）」という言葉が登場したりしているが，これらも同一の方向性を持つものである。

　ある看護師は，嚥下が困難な患者のリハビリテーションを行うとき「チーム医療」を行ったが，そのときの考え方を次のように書く。

　「当院では，リハビリテーションの理念を，『身体の機能回復だけを目的とするのではなく，何らかの障害をもつ個人の内面や，社会生活もとらえ，その人が"豊かで，人間らしい，幸せな生活"を送れるように援助すること』と考えている。リハビリテーション看護の中で，『食べること（先行期・準

備期・口腔期・咽頭期・食道期を含む，いわゆる摂食・嚥下）』への援助は最も多くのチームメンバーのかかわりと専門的裏づけが求められている」[10]

「身体の機能回復だけ」ではなく「幸せな生活」を送れるように「援助する」という記述の背後には，「生活の質」や「全人的医療」の原理があることが伺える。そして，それが可能となるために「チーム医療」が求められている。

●●● 「患者志向」の実践　　　　　　　　●●●

では，具体的な「患者志向」の実践とは，どのようなものが考えられているのだろう。3つの実践を見てみよう。

まず，脳梗塞の患者を前にする医療者のケースである。「患者志向」の医療者は，この患者を理解しようとするとき，脳梗塞という「疾患」についての知識を動員するとともに，患者の現在と未来の生活にとって，脳梗塞という「病い」がどのような影響を与えるのか「全人的」に把握しようとする。その上で患者の症状や希望に合わせて，麻痺や失語の残る状態でも「生活の質」を向上させるための医療を行う。その時，たとえばリハビリテーションをするにしても，どういう形態で（入院か通院か），どこまでを目標にして，どのように行うか，患者の「インフォームド・コンセント」が取りつけられる。その結果，医師の治療だけでなく，看護師や理学療法士や言語聴覚士や社会福祉士の固有の働きかけが患者に合わせた形で行われる。

次に，腰痛を訴えて医療機関を受診した患者を前にする医療者のケースである。通常医師は，腰痛が起きるさまざまな可能性を考えて診察や検査を行うが，その結果何ら器質的な疾患が見いだされなければ，医療の役割はほとんど終わったと考える。しかし，「患者志向」の医師であるなら，患者の訴えそのものを重視し，器質的な疾患が見つからなかったとしても，「生活の質」という視点から患者の訴えを解決するためにさまざまなアプローチを探ってみる。その結果，腰痛の原因が職場環境や生活習慣などに求められるときには，医師だけでなく企業内診療所の看護師や地域の保健師とと

もに問題の解決に当たり，改善の方法を見つけていく。

　最後に，自宅で療養生活を送り，死を迎えたいと希望する患者を前にする医療者のケースである。腹水を抜くことなど，通常は医療施設でしかできないといわれていることも，往診の医師と訪問看護師が話し合いながら可能にしている。痛みをとるためには，薬剤やマッサージなどが組み合わされ，往診医師，薬局薬剤師，整体師が協力する。ヘルパーの存在も，在宅生活を支え，快適なものにするためには不可欠である。

　このように「患者志向」で医療を行う実践では，結果として「チーム医療」という形に行き着くようになる。

引用・参考文献

1）上田敏（医師），他：座談会　協業としてのチームワークを考える，作業療法ジャーナル，27（4），p.269-280，1993.

2）海津加代子（社会福祉士）：作業療法士を含めたチームワークの経験から（2）ソーシャルワーカーの立場から，作業療法ジャーナル，27（4），p.264-265，1993.

3）小島通代（看護師）：看護ジレンマ対応マニュアル，医学書院，1997.

4）斎藤文昭（薬剤師）：チーム医療の実践，新薬と治療，45（8），p.12-13，1995.

5）橋本久邦（薬剤師）：薬剤業務の効果向上をめざして，新薬と治療，46（2），p.30-32，1996.

6）笹鹿美帆子（看護師）：看護婦から見た看護診断と臨床薬学診断の違い，Medical Farmacy，31（6），p.21-23，1997.

7）澤登俊雄編：現代社会とパターナリズム，ゆみる出版，1997.

8）前掲書4）.

9）Strauss, Anselm et al.：Chronic Illness and the Quality of Life, The C.V.Mosby Company, 1984.（南裕子，他訳：慢性疾患を生きる──ケアとクオリティ・ライフの接点，医学書院，1987.）

10）飯島文子（看護師），他：摂食・嚥下障害患者へのチームアプローチ──嚥下ナースを中心とした嚥下チームのかかわり，看護技術，44（1），p.67-72，1998.

研究者のひとりごと

　「患者志向」という方向が打ち出されたことは，医療界にとって大きな転換点だったようです。「チーム医療」も，「インフォームド・コンセント」や「生活の質」や「全人的医療」といった概念と，同じ方向性を持つものとして考えられているのですね。

職種構成志向とは何か

●●● 「チーム医療」と「職種構成志向」 ●●●

「チーム医療」に関する論文を見ていると，いくつかの書き方の形式があることに気がつく。典型的な形式の一つは，まず「症例」や「事例」が挙げられ，次にチームの構成メンバーが紹介され，職種ごとに治療や看護といった患者とのかかわり方が紹介されるというものである。

試しに，「事例」として脳内出血と脳梗塞を併発した患者が挙げられた看護師の論文を見てみよう [1]。

まず初めに，患者の入院理由と現状が紹介される。この論文での患者は，脳内出血と脳梗塞によって対麻痺と嚥下障害と構音障害のある状態となり，リハビリテーションを目的に入院しており，食事はミキサー食を全介助で経口摂取し，排尿はカテーテル，排便は摘便，聞いたことは理解できるが発語は不明瞭であるという。

次に，この患者にかかわるチームのメンバーがその役割とともに紹介される。看護師は悲観的になる患者を慰め励ましてリハビリテーションへの意欲を引き出したり，口腔ケアをしたり，食事のステップアップを図ったりすると書かれている。医師は患者治療のゴールを設定し，家族にそれを説明したり，経過を観察したり，適宜鎮痛剤を処方したりすると書かれている。言語聴覚士は経口摂食の訓練を行い，作業療法士は手指の随意運動の残存に注目して訓練を行い，理学療法士は坐位を保つための訓練を行うと書か

れている。そして最後に，多種にわたる医療従事者たちがチームの一員と
してリハビリテーションに当たったから，順調に回復が進み良好な結果が
得られたと結ばれる。

　他にも，上述の論文で挙げられた職種のほかに，あるいはそうした職種
に代わって，薬剤師，栄養士，臨床心理士，社会福祉士，介護福祉士など
といった職種がメンバーとして挙げられ，「チーム医療」が行われているこ
とが書かれている論文もある。ここではこうした職種の構成に関心が払わ
れる「チーム医療」の要素を「職種構成志向」と呼ぶ。

●●● 雇用されるということ　　　　　　　　　　●●●

　このように，「チーム医療」に関する論文中で列挙される職種とは，病院
あるいは施設という組織において公式に雇用されている職種である。たと
えば上述の論文では，対麻痺と嚥下障害と構音障害のある患者が，看護師，
医師，言語聴覚士，作業療法士，理学療法士による「チーム医療」によって
順調に回復したと述べられているが，それは患者が入院した施設に当該の
職種の人々が雇用されていたからである。

　この事例のようにリハビリテーションを目的にした患者は，その目的を
果たすための職種がそろっている施設を選んで入院したのだろう。だが，
およその病院でも看護師と医師は雇用されているが，言語聴覚士や理学
療法士，作業療法士は必ずしも雇用されているとは限らない。だから，も
しそうした職種の人々が雇用されていない場合に，対麻痺や嚥下障害など
の障害を持つ患者がいたとしたら，職種がそろっているときのような「チー
ム医療」によるリハビリテーションは難しいことになる。それは在宅医療で
も同様である。在宅医療においても職種の構成に多大な関心が払われてい
る。

　「在宅医療には医師のみでなく，看護婦（ママ）が関わり，在宅リハビリテ
ーション医療のためには理学療法士，作業療法士，義肢装具士，臨床心理

士が関わることになる。また，医療相談員，薬剤師，栄養士などの活躍も
期待されているが，これらの職種が連携をして，チーム医療を行えば効果
的になる」[2]

　このように，複数の職種が連携することの効果が期待されているが，現
実には，患者にとって必要な援助を行う職種が，雇用という観点から整っ
ていない場合も存在する。「チーム医療」で職種の構成に関心が払われると
きには，雇用されているか否かが大きな意味を持つのである。

●●●「チーム医療」の報酬　　　　　　　　　　　　　　●●●

　ただ,当事者たちは,複数の職種が雇用されていたからといってすぐに「チ
ーム医療」につながると考えているわけではないようだ。医療従事者は「チ
ーム医療」をすることによって何らかのメリットがあることを望んでいる。
メリットの一つは報酬である。すなわち「チーム医療」をすることによる診
療報酬を要求している[3]。

　患者の栄養状態を把握し，適切，安全，かつ経済的な栄養補給を行うこ
とを目的にした栄養管理のチームは NST（Nutritional Support Team）と総
称されている。かつて NST は診療報酬の加算がなく，うまく機能するため
に，報酬が与えられることが要求されていた。

　「今後 NST によるチーム医療に対しての保険点数加算が認められるよう
になれば，ますます発展するのではないかと思われる」[4]

　近年，NST も含め一部の領域で，多職種が協働してチームで医療を行う
ことに対して診療報酬が認められ始めている。すでにリハビリテーション
の領域では 1998（平成 10）年度の診療報酬改定で，老人保険の領域で「老
人リハビリテーション総合計画評価表」が 480 点で新設された。一定の職
種の設置基準を満たしている保険医療機関で，すなわち医師，看護師，理

学療法士および作業療法士が雇用されている病院などで，医師，看護師，理学療法士，作業療法士などが協働してリハビリテーション計画を策定し，理学療法または作業療法を行った場合に，診療報酬が請求できるというものである。その後老人保険だけでなく社会保険の領域でも診療報酬が取れるように要求され[5]，2002（平成 14）年 4 月には社会保険においても，「リハビリテーション総合計画評価表」として 480 点の保険点数が請求できるようになった[6]。

　また，2002（平成 14）年からは，院内コンサルテーション型の緩和ケアチームに対しても，診療加算が新設された[7]。身体症状の緩和を担当する医師と精神状態の緩和を担当する医師，緩和ケアの経験を有する看護師によるチームに，1 日につき 250 点が加算されるようになった。現在の緩和ケア診療加算では，身体科の医師，精神科の医師，看護師，薬剤師の 4 職種がメンバーとして挙げられている[8]。ちなみにこの時の看護師の要件は，「5 年以上悪性腫瘍患者の看護に従事した経験を有し」「国又は医療関係団体等が主催する 600 時間以上の研修を修了した者」とされており，がん看護領域の認定看護師・専門看護師と重なる[9]。

　そして 2006（平成 18）年の栄養管理実施加算に続いて，2010（平成 22）年には栄養サポートチーム（NST）加算が新設された。これは，医師，看護師，薬剤師，管理栄養士をメンバーとするチームで，協働して患者の栄養状態の評価を行ったり，栄養管理計画を策定したりすることで加算となるものである。このチームには，歯科医師，歯科衛生士，臨床検査技師，理学療法士，作業療法士，社会福祉士，言語聴覚士も配置することが望ましいとされている[10]。

　その他にも，医師，看護師，薬剤師，臨床検査技師で構成される感染防止を目的とする感染制御チーム，医師，看護師，臨床工学技士，理学療法士で構成される人工呼吸器離脱のための呼吸ケアチーム，医師，看護師，社会福祉士または精神保健福祉士で構成される認知症ケアチームなどに対して診療報酬で加算が設けられるようになった。

　このように多職種の協働に対して報酬が出ることは,「チーム医療」に対する制度的・経済的な評価と理解されるだろう。現在のところ筆者の知る限りでは,上述のような領域で,チームで行う医療が診療報酬で加算がされている。ただし,これらは実際に「チーム医療」が行われている中の,限られた領域であることも否めない。チームで医療を行っていても診療報酬で評価されず,それを不満に思っている医療従事者も未だ存在するのであろう。

引用・参考文献

1）中口恵子（看護師）,他:摂食・嚥下障害患者へのチームアプローチ,看護技術,44（1）,p.60-66, 1998.

2）林泰史（自治体職員）:在宅医療におけるチーム医療の必要性,治療,80（8）,p.15-21, 1998.

3）日本理学療法士協会ニュース,192（7）,1996.

4）川合千尋（医師）,影向範昭（薬剤師）,神田小鶴（看護師）,斉藤幸子（栄養士）,他:Nutritional Support Team（NST）の現状—日本歯科大学新潟歯学部における経験—,日本臨床栄養学会雑誌,17（4）,p.20-24, 1995.

5）前掲書3）.

6）平成14年4月診療報酬点数表（全）,社会保険研究所,p.235, 2002.

7）古元重和（厚生労働省職員）:解説 緩和ケア診療加算の新設,ターミナルケア,12（4）,p.333-337, 2002.

8）福井トシ子（看護師）,齋藤訓子（看護師）編:令和2年度改訂対応　診療報酬・介護報酬の仕組みと考え方　第5版,日本看護協会出版会,p.145, 2020.

9）医学通信社:診療点数早見表　2020年4月版［医科］,医学通信社,p.1068, 2020.

10）前掲書9）,p.1075.

協働志向とは何か

●●● 「チーム医療」と「協働志向」　●●●

　「チーム医療」に関する雑誌論文では，「協働」が強調されていることも大きな特徴である。

　たとえばリハビリテーション病院に勤務するある看護師は，看護計画の立案のとき，必要な患者情報——疾患・病態，日常生活動作能力，在宅での介護力，心理面など——を誰から入手したのか調査した[1]。その結果，7割近くの看護師が，情報の入手先として，同僚看護師，医師，社会福祉士，理学療法士，作業療法士，言語聴覚士，臨床心理士と，病院に雇用されているすべての職種を挙げていることがわかった。このことを指して，その看護師は「協働」と言っている。

　「リハビリテーション医療では，専門を異にする多くの職種が一つの明確な目標に向かって協働しているのである」[2]

　また，雑誌論文では，「連携」や「協業」など，「協働」と類似する言葉が頻繁に見受けられた。「チーム・アプローチ」や「チームワーク」という言葉も多用されている。

　「患者が HEN（在宅経腸栄養療法）を継続できかつ十分な治療効果を上げるた

めには，多くの医療従事者の連携によるチームアプローチが必要である」[3]

（括弧内筆者）

「チームワークが協業として語られるようになってきた」[4]

　そのほかにも，ヒアリングなどで「チーム医療」について語ってもらうとき，「協力」や「コラボレーション」といった，「協働」と同義の言葉が頻繁に聞かれた。

　以上のことから，「協働」という要素は，「チーム医療」の一つの核となると考えられる。

●●●●「分業」ではない「協働」　　　　　　　　●●●

　こうした「協働」や「連携」や「協業」が強調される際には，「分業」との区別が含意されることもある。

「チームワークの方法論として，分業ではなくて協業であることを強調したい」[5]

　ここで「分業」という言葉は，複数の職種が専門的な仕事を役割分担するという意味で用いられている。この「分業」に対して，仕事の範囲に境界を設けることなく，互いに協力するという意味で「協業」が提起されているのである。

　かつて「チーム医療」は，お互いが気持ちよく仲よく一緒に仕事ができること，職種間に仕事上の境界線をはっきりと引き重複がないようにすること，他の職種の仕事に口を出さずお互いがそれぞれ患者にアプローチをすること，と考えられる傾向が強かったという[6]。しかし，今やそれは「分業」の段階に過ぎないと批判の対象になっている。そこで「分業」からさらに進んで，「協業」や「協働」という認識と実践が提唱されているのである[7][8]。

●●●○ 対等性の強調　　　　　　　　　　　　　　　　　●●●

　「協働」の条件としては，それぞれの職種が対等な存在としてみなされることが挙げられている。当事者たちは，一緒に仕事をしたとしても，対等な関係であると感じられないとき，それを「チーム医療」とは呼ばないのである。そして「チーム医療」のためには，諸職種が対等な関係にあるべきと考えている。

　「21 世紀の高度先進医療を迎えるにあたって，チーム医療の一員となるべく診療放射線技師は，医師，薬剤師，臨床心理士，看護婦（ママ）等と同等の立場をもたなければならない」[9]

　「チーム医療は各々が互いを理解し対等な立場にて治療に携わることができれば，AMI（急性心筋梗塞）の急性期治療に限らず医療全体からみても有用であると思われた」[10]（括弧内筆者）

　当事者たちが「チーム医療」というとき，そこでの関心はメンバーの職種や職位によって上下関係がなく，対等・同等・平等であることが含意される。このことは，逆に言えば，当事者たちは一緒に仕事をしていても，対等・同等・平等であるという意識を持ち得ていないときは「チーム医療」とはいえない。ということも示唆している。

●●●○ 専門技能の階層制　　　　　　　　　　　　　　　　●●●

　医療社会学では長らく，医療従事者の間には，職種によって厳格な階層制（hierarchy）があると考えられてきた。この階層制は，一般スタッフと管理職というような職位を基準にした官僚制的なものではなく，職種の専門性の度合いを基準にした専門職的なものに由来すると考えられており，E. フリードソンは「制度化された専門技能の階層制（hierarchy of institutionalized expertise)」と名づけている[11]。

　この考え方によると，専門職といわれる職業集団の間には，支配的な地位にある専門職と，それ以外の専門職という決定的な相違があり，階層構造が形成されるという。医療界でいえば，最も専門性が高いと考えられている医師集団が階層制の頂点に位置し，以下，専門性の度合いに応じ，各職種が階層をなして配置されるというわけである。フリードソンは「この相違を無視すれば，専門職論の要点を逸することになるだろう」[12]と言っている。

●●●● 階層制への異議申し立て　　　　　　　　●●●

　各職種の対等性を主張する「チーム医療」という発想は，こうした「専門技能の階層制」に異議申し立てをするものと捉えられる。当事者からの対等性・同等性を訴える声は，実状が対等ではなく階層制が存在することを意味するが，こうした声は今や無視できない大きさと拡がりを持っている。

　また階層の最上層にいる医師の側から，他職種との対等性・同等性をめざした「チーム医療」の必要性が訴えられることも少なくない。ある医師はこう言う。

　「在宅ケアのニーズに見合うサービスを提供するには，保健婦（ママ），看護婦（ママ），薬剤師，PT，OT，ST，MSW などの独自活動の尊重の上に立つチーム医療が必要である」[13]。

　このように，医師の側からも，各職種が対等なことが望ましい状態であることが示されている。

　繰り返しになるが，「チーム医療」であるか「チーム医療」ではないのか，当事者が判断する根拠には，対等性の有無が大きく影響している。そのとき，特に医師との関係は特別の意味を持っている。自らの職種が医師と対等であると医師に認識されたり，自らの実践活動が医師に尊重されたりするこ

とが，「チーム医療」であるか否かを当事者が認識する重要なポイントの一つとなっている。

　ただ，この段階では「専門技能の階層制」の枠組みを脱し切れているとはいえない。最上層の医師を準拠点に，各職種が距離を短縮している段階だからである。フィールドワークで得られたような，当事者たちが志向する，各職種の協働する「チーム医療」が，「専門技能の階層制」を乗り越えるモデルになり得るのか，今後の動向を注意深く見ていく必要があろう。

引用・参考文献

1）石鍋圭子（看護師）：看護情報からみたチーム医療における看護の役割，ナースデータ，19（9），p.10-15，1998.

2）前掲書1）.

3）綾部時芳（医師），他：クローン病の在宅経腸栄養療法の Nutritional Support Team，日本臨床栄養学会雑誌，17（4），p.34-39，1995.

4）山根寛（作業療法士）：精神科作業療法とチームワーク—医学モデルとの比較から，作業療法，14（4），p.308-314，1995.

5）上田敏（医師），他：座談会・協業としてのチームワークを考える，作業療法ジャーナル，27（4），p.269-280，1993.

6）前掲書3）.

7）前掲書3）.

8）上田敏（医師），他：協業としてのチームワーク—「境界領域における分立的分業」から「重複領域における協業」へ，作業療法ジャーナル，27（4），p.240-246，1993.

9）竹島恵美子（診療放射線技師），他：ホスピタルアメニティ—思いやりの原点を求めて，日本放射線技師会雑誌，44（9），p.319，1997.

10）森直樹（看護師），他：急性期インターベンションに於けるチーム医療の重要性，Japanese Journal of Interventional Cardiology, Vol.12, Suppl.3, p.173, 1997.

11）Freidson, E.：Professional Dominance, The Social Structure of Medical Care, Atherton Press, Inc, 1970.（進藤雄三，宝月誠訳：医療と専門家支配，恒星社厚生閣，1992.）

12）前掲書 11），p.127.
13）澤村誠志（医師）：在宅医療とリハビリテーション，治療，80（8），p.7-12，
　　1998.

研究者のひとりごと

　医療従事者が認識し，実践している一つ一つの具体的な「チーム医療」を，こうして 4 つだけに類型化することは，多少強引であったかもしれません。ここから抜け落ちるケースもあるでしょうし，オーバーラップしていることもあるでしょう。しかし，「チーム医療」とは何かという問いを見えやすくするために，あえて複雑な現実を単純化して整理してみました。あなたの行っている「チーム医療」はどれに当てはまりますか。あなたの考える「チーム医療」はどれに近いでしょうか。

第 3 章

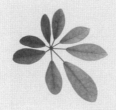

「チーム医療」の
6つの困難

4つの要素の相克関係

　繰り返しになるが，「チーム医療」の要素について確認しておこう。医療従事者による「チーム医療」という認識と実践は，専門性を備えてそれを発揮しようとする「専門性志向」，患者の声を最優先にしようとする「患者志向」，チームのメンバーとして複数の職種が位置づけられていることに関心を寄せる「職種構成志向」，複数の職種が対等な立場で協力して業務を行うことに関心を寄せる「協働志向」という，4つの要素から把握できる。

　ところで，こうした「チーム医療」の認識と実践を構成する諸要素を見てみると，4つの要素が互いに相容れない緊張関係にあったり，一つを充足させようとすると，もう一つの充足は困難になったりすることに気づく。第3章では，こうした4つの要素が相対立してしまう場合があることを，以下の6つの場合に分けて見てみる（**図11**）。

①「専門性志向」　　×　「患者志向」
②「専門性志向」　　×　「職種構成志向」
③「専門性志向」　　×　「協働志向」
④「患者志向」　　　×　「職種構成志向」
⑤「患者志向」　　　×　「協働志向」
⑥「職種構成志向」　×　「協働志向」

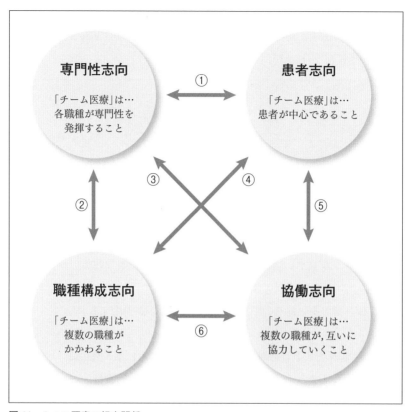

図11　4つの要素の相克関係

　次節からは各要素の間の相克関係を指摘し，それが「チーム医療」の困難さを形づくる要因にもなっていることを見ていく。

専門性の追求と患者の要求
——「専門性志向」×「患者志向」

●●●○ 「専門性志向」の優位　　　　　　　　　　　　　　○●●

　まず，「患者志向」よりも「専門性志向」が優位になり，患者が弊害を感じているケースを見ていこう。以下はあるアメリカの医学部教授が，自分の母親が大学病院に入院し，臨終を迎えようとしていた時の治療の様子を，患者家族として書いたものである。少し長くなるが引用する。

　「そこで起きたことは悪夢であった。人格を奪われた入院生活，科学的に作業を細分化したチーム・アプローチに基づく機械的管理……。時間ごとに，勤務帯ごとに，日ごとに，ナースコールで援助を求めるたびに，違う顔の看護婦(ママ)が母の病室へ出入りしていた……。看護婦(ママ)は病んだ人間を援助するというよりも，『病棟の業務を漏れなくカバーする』チームの一員として訓練されていた……。血液検査と尿検査が継続して行われ，輸液され，酸素吸入が行われ，抗生物質が投与された。こうして数日が過ぎたが，それが数年にも思われた。(中略)便潜血が見つかったという記述があった。この所見を考慮して，カルテにＳ字状結腸検査と注腸検査が必要だと書いた医師がいた。意識がなくなる前に品位のある安らかな死を望んでいた八十歳の女性に，そういう条件反射的な行為はいかがなものかと，私はそれを書いた医師にそれとなく伝えた」[1]

　このケースは，看護師も医師も自らの専門的な知識や技術を発揮した「チーム医療」を行っているものの，そのことが，患者あるいは患者家族の視点から見たら，「悪夢」となるほど悲惨なものとして映ってしまうということを示している。

　24時間患者を見守ることを専門性とする看護師が，交替制という勤務体制を取ることは，一人の看護師が24時間勤務することが不可能である以上，当然のことであろう。また，「病棟の業務を漏れなくカバーする」ことも，看護師の専門性の一つと考えられている。採血や投薬や処置をすることも，患者の症状を把握したり，患者を安寧な状態に保ったりすることを目的とした，看護の専門性を生かした行為である。便潜血が見つかり，カルテに検査が必要と医師が書いたことも，異常な所見があれば，それを放置しておくよりもその対処法を探究することのほうが，医師に課された専門性を全うすることになるという考えがあったからと理解できる。

　ところが，そうした医療従事者の専門性に立脚する態度が，患者や患者家族から見ると，「病んだ人間を援助する」こととかけ離れてしまうと感じられるのである。おそらくこのことは，医療従事者にとっては心外なことだろう。しかし，いくら医療従事者が専門性を高めて，それを生かした実践を行ったとしても，患者がそれを高く評価できるとは限らない現実もある。

　患者中心という共通目標を持たないまま，それぞれの職種が自己の専門性を発揮しようとする「チーム医療」であったとき，たとえば上記のケースの患者は，24時間体制の看護が受けられ，便潜血の原因もわかり，治療され，延命されたかもしれないが，望んでいたような「品位ある安らかな死」を迎えられたかというと，否定的にならざるを得ない。「専門性志向」の「チーム医療」が「患者志向」を阻害するという，皮肉な結果が生じてしまうのである。

● ● ● ● 「患者志向」の優位　　　　　　　　　　　　　　● ● ●

　次に，「専門性志向」よりも「患者志向」が優位になった場合に，弊害が生

じたケースを見ていこう。ある作業療法士はこのように言っている。

「協業して患者の苦悩を受けとめるべきチームが，患者によって分断・破壊されていく。このようなチームは，実は多いのではないだろうか」[2]

　この作業療法士が体験したチームの分断・破壊は，あるリハビリテーション病院で，突然の退職により理学療法士が 9 人から 5 人へ減ったことが引き金となっていた。その病院では理学療法士が足りなくなり，患者に対して十分な歩行訓練ができなくなっていた。作業療法士は，歩行訓練を肩代わりして行ったりもしていたが，理学療法士からすれば，それが自分たちの専門性を侵されるものと映った。やがて，きちんとした訓練が受けられていないといった，理学療法士に対する患者の不満がたまり，作業療法士がその不満のはけ口とされていった。

　理学療法士からは専門性を逸脱していると思われ，かつ患者からは理学療法士批判を聞かされ，作業療法士は理学療法士に対して「怒り」を抱くようになり，作業療法士と理学療法士のチームは分断・破壊されていった。この作業療法士は無力感にも襲われるようになり，この分断・破壊されたチームの状態は数年間続いたという。

　作業療法士が自己分析したところによると，このような状況に至った原因は，患者の声だけに忠実であり，理学療法士の声に耳を傾けることなく，自らの専門性に対する自信も失っていったからであるという。だから，チームを組んで患者の訓練に当たるべき理学療法士と「協業」することができなくなったのだという。

　「患者志向」の「チーム医療」では，患者の声を聞くことが重要とされるが，患者の声だけを聞き，理学療法士や看護師や医師といった医療従事者の声を無視することで，チームの分裂が招かれ，結果的に患者の病状が悪化することがある[3]。そこでは自身の専門性はもとより，他の医療従事者の専門性を軽視することにもなりかねない。また，ある一人の患者の声だけに

固執すると，他の患者の声を聞くことが疎かになることもある[4]。

　患者のためという目標があったとしても，医療上の専門性の追求がなされない場合には，その患者と医療従事者との関係性はよくなるかもしれないが，医療者として最も専門性が要求される面では問題が残ることになる。

● ● ● 「専門性志向」と「患者志向」との相克による「チーム医療」の困難 ● ● ●

　専門性を追求することは，医学や看護学などを専門的に修得し，その知識や技術を生かして医療を行うことだが，そこには自分の専門的技術を生かしたい，あるいは専門的な仕事だけをしたいという欲求も滑り込んでいるだろう。また，専門的な仕事だけをすればよいという考え方にも傾斜しがちである。こうした専門家としての態度だけが強調されれば，医療内容が本当に患者の利益になっているかどうかを吟味する視点は抜け落ちやすくなる。

　逆に，患者中心ということだけが追求されるならば，専門性が追求されにくくなることもある。患者中心という志向性は，患者の気持ちを汲み取ったり患者の主張を優先した医療をめざしたりすることだが，それがただ患者の要求を代弁するだけのものにとどまるのであれば，患者の医療上のニーズへの配慮不足につながったり，場合によっては各職種の専門性を軽

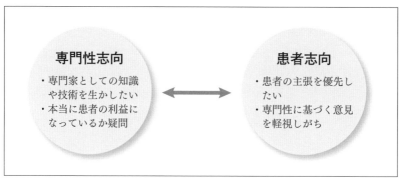

図12　「専門性志向」と「患者志向」の相克

視するものになったりする。

　このように，「専門性志向」と「患者志向」は，互いに相容れない緊張関係を持つことがある（**図12**）。「専門性志向」の「チーム医療」が，「患者志向」になるとは限らず，また「患者志向」の「チーム医療」が，「専門性志向」になるとは限らない。このようなしくみが，医療従事者が「チーム医療」を困難なものと感じる一因になっていると考えられる。

引用・参考文献

1）Toombs, Kay：The Meaning of illness, Kluwer Academic Publishers, 1992.（永見勇訳：病いの意味，日本看護協会出版会，2001 の p.215-216 における，Netsky, Martin（医師）：Dying in a system of "Good Care"：Case Report and Analysis, Pharos, p.57-61，1976．からの引用）

2）澤俊二（作業療法士）：身体障害分野におけるチームワーク―望ましいチームとは何か，作業療法ジャーナル，27（4），p.247，1993．

3）高橋秀典（作業療法士）：チームアプローチの中で作業療法士が陥りやすいパターンについて，作業療法，16, Suppl，p.333，1997．

4）前掲書3），p.333．

専門職と雇用
──「専門性志向」×「職種構成志向」

●●● 「専門性志向」の優位　　　　　　　●●●

　医療従事者が自らの専門性に立脚して，医療を行うことが望ましいことは言うまでもない。しかし，自らの専門性だけを絶対視して，他の職種の専門性を軽んじるような場合にはコンフリクトが生じてしまう。

　たとえば，緩和ケアが必要な患者には，病院における身体科や精神科の医師，看護師，地域における訪問看護師，往診医などがかかわる。この時，それぞれの専門によって，重要と考えられている目標，プロセス，アウトカムは異なってくる。

「オンコロジーの立場では，医学的な妥当性や結果を追求する姿勢が重視され，症状緩和や精神的ケア，在宅ケアの立場では，患者と家族の生活や主体的意思決定のプロセスが重視されるといった違いがある」[1]

　患者の痛みについて対処するために，病院の身体科の医師は症状緩和や疼痛緩和の適応基準に則った治療を行い，精神科の医師は人生の仕上げを迎える患者や取り巻く家族の心理的支援をするケアを行っているのだろう。そして地域においては往診医や訪問看護師が，患者の在宅での生活の質とともに，看病にあたる家族の生活状況を勘案しながら，患者にとって最もよい過ごし方ができるようにサポートしているのだろう。

　それぞれが自らの専門性に依拠して，患者の抱える問題にアプローチしている。しかし，それぞれの職種の専門性によって，あるいは施設か在宅かといった患者の置かれた状況によって，どのような医療ケアがベストプラクティスになるかということは異なってくるのである。

　また，たとえ似通った職種であっても，依拠する学問体系や実践経験によって，対象へのアプローチが異なる場合もある。たとえばある地域には，不登校や突然に暴れる，あるいは学校に来ると気分が悪くなるといった子どもの抱える問題に対して，心のケアを行うチームがあった。そこには何人かの臨床心理士や精神保健福祉士やスクールカウンセラーなどの心理職がいたが，同じ心理系の職種の資格を持つ者であっても，アプローチの仕方が異なることがあった。

　ある心理職は，子どもとの1対1のカウンセリングをすることが必要だと考えて，学校の所定の部屋で箱庭療法など基本的な心理のセラピーを行っていた。一方で，別の心理職は，子どもを取り巻く周りの環境を整えることが大事だと考え，学校の担任の先生や校長先生と対話を重ね，問題の解決を図っていた。

　このような状況で，心理職同士が互いのアプローチに対する疑問を持っていた。しかし，毎日チームでミーティングをしていたにもかかわらず，率直にその疑問を口に出して，建設的に批判吟味することはなかった。

　以上のように，問題解決のために必要な職種が雇用される「職種構成志向」は充足されているものの，それぞれの「専門性志向」が強く，互いに相容れないとき，チームとしてまとまった対象への働きかけになかなか至らないことも，「チーム医療」の難しさである。

●●●● 「職種構成志向」の優位　●●●

　今度は，「職種構成志向」が優位になりすぎたために，「専門性志向」が発揮できないような場合について見てみよう。

　前述したとおり2004（平成16）年4月から緩和ケア診療加算が算定され

るようになった。

　この診療加算の改定を受けて，いくつもの病院で一般病棟におけるコンサルテーション型の緩和ケアチームが立ち上げられることになった。ここで問題として指摘されてきたのが，加算を取りたいがために，十分な専門性を備え，かつチームで医療を行う準備があるといえないような場合でも，チームとしての活動を始めてしまっている事態である。ある医師はこのように書いている。

　「緩和ケアが広く一般の方々にまで浸透し，モルヒネの使用量が年々増加していることは諸先輩の地道な活動のおかげであろう。さらに今回の加算決定により緩和医療が一歩前進したことは評価されるべきである。しかし，営利目的のみの緩和ケアチームが増加していくことには，疑問を持たざるをえない」[2]

　加算を取りたいがために，準備がないままチームが作られることを懸念しつつも，この医師が勤務する病院では，そのような事態は避けられている。この病院における緩和ケアチームの業務は，主治医と協力して患者の症状緩和や精神的ケアを行うこととなっている。そしてチームは薬物療法のアドバイスや患者への説明はするが，あくまで処方や治療は主治医の判断で行うという。すなわちこの医師の実践している緩和ケアチームでは，高い専門性と自らのチーム内における役割が十分に認識されているのである。

　単に職種がそろうだけでなく，このような認識に基づく実践が，加算に値するチームといえるのであろう。そして，もしそうでない場合は，職種だけを整えたチームとして営利目的という批判を免れないだろう。

●●●「専門性志向」と「職種構成志向」の相克による困難 ●●●

　緩和ケアチームの場合は，診療加算という大きなインセンティブがあるため，病院をあげてチームのメンバーをそろえようとすることは，ある意

味で当然だろう。すなわち緩和ケアチームでは，「職種構成志向」が充足さ
れやすい傾向にあるといえよう。このことは，報酬が発生するかどうかに
よって，チームを作ろうとする欲望が高まることの証左であろう。

　しかし，以上で見てきたように，「専門性志向」と「職種構成志向」の両方
を充足させようとすることは，そう簡単なことではない。このことはある医
師の記述からも明らかである。

　「緩和医療において，基盤が異なる立場の間で調整を行う場合は，患者さ
んと家族が得るメリットを中心に考えて作業することが求められる。しか
しながら，実際の臨床現場では，メリットに関する解釈や，目標達成の方
法について，意見の食い違いを調整する場面は実に多く，その出来，不出
来がチームとしての総合力の一端を示すと言っても過言ではない」[3)]

　互いに専門性の異なる複数の職種が一つの課題にあたるとき，意見が相
容れないことは十分に考えられる（図13）。この医師も指摘しているように，
端的に患者と家族のメリットを中心に考え，意見の違いを話し合いによっ
てすり合わせていくことが，「専門性志向」と「職種構成志向」の相克を乗り
越えるカギなのだろう。

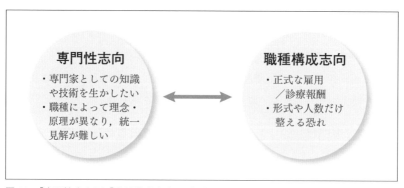

図13　「専門性志向」と「職種構成志向」の相克

引用・参考文献

1）小野充一（医師）：地域一般病院における緩和ケアチーム活動の要点，ターミナルケア，13（4），p.299, 2003.

2）樋口比登実（医師）：昭和大学病院における緩和ケアチーム，ターミナルケア，13（4），p.288, 2003.

3）前掲書1），p.299.

専門性の相互理解
──「専門性志向」×「協働志向」

●●● 「専門性志向」の優位　　　　　　　　　　●●●

　ここでは，「専門性志向」が「協働志向」より優位になってしまったという
ケースを見ていこう。ある医師はこのように書いている。

　「患者の病状に応じて，専門科の医師に診療・治療を行ってもらうのだが，
ほとんどの場合，主治医や受持ち看護師がその診断・治療に参加すること
はなく，紹介状のやり取りだけに終始する。患者にどのような説明がなさ
れてきたのか，どのような治療方針なのか情報共有は紙上にとどまること
が多い。
　認定看護師，専門看護師の診察・関わりもよく似ている。最近，多くの
病院で入院患者に対して行われる服薬指導も，医師が薬剤師に依頼書を書
く。薬剤師が患者と家族に説明を行い，服薬指導内容をカルテに記載して
いく。理学療法や作業療法は，患者がリハビリテーション室へ行って受け
てくる。主治医も受持ち看護師もどのようなことが行われているのかまっ
たく知らない」[1]

　このケースは，各専門科の医師，看護師，認定看護師，専門看護師，薬
剤師，理学療法士，作業療法士などが，それぞれに自らの専門性を発揮す
るような医療を行っているものの，協働的なかかわりとはなっていないと

いう事態を端的に示したものである。それぞれの専門領域の範囲では，患者の状態をよく把握して，適切な診断・治療を行っているのかもしれない。しかし，異なる専門領域や場所にいる患者の姿は捉えることができないのである。このことは患者への治療ケアを行う上で重大な盲点を生むことになってしまう。

　たとえば，病棟において脳卒中で入院中の患者の，落ち込んで生きる気力を失ったかのような姿だけを見ている看護師は，その患者がリハビリテーション室で，麻痺した手足でも何とか歩いてみようと歯を食いしばる，闘いにも似た訓練を行っている姿は知らないということがある。このようなとき，この看護師は患者の本当の身体の状態や気持ちの在り様を理解することはできないだろう。そして場合によっては「障害受容ができていない」といった誤った評価をしてしまうことになる。

●●●「協働志向」の優位　●●●

　今度は，医療者が協働することによって，専門的に行うべきと期待されている自身の役割を降りてしまうような場合についてみていこう。これは，「協働志向」をめざしたがために，「専門性志向」がおろそかになってしまった事態と解釈できる。ある看護師はこのように書いている。

> 「出前の緩和ケアでは，各科・各部署のスタッフが，緩和ケアは緩和ケアチームが提供するケアと認識し，スタッフの緩和ケアへの動機づけが低下しがちである。そのことがかえって緩和ケアへの関心を低下させ，緩和ケアを特別視してしまい，一般病院では緩和ケアは必要ないとの思考を招きかねない」[2]

　緩和ケアチームが病棟スタッフと協働しようとすればするほど，緩和ケアというのはこのチームが行うもので，病棟スタッフが行うことではないと考えるようになってしまう。「協働志向」があったがために，逆に専門性の

重要性が薄れ，必要がないとまで思われるようになってしまったという，
矛盾を示す例である。

　このことは，たとえばリハビリテーション医療にも当てはまる。

　理学療法士や作業療法士や言語聴覚士などリハビリテーションの専門職
が病院に雇用されている場合，患者へのリハビリテーション治療というの
は，専門職がリハビリテーション室で行うもので，病棟スタッフが行うも
のではないという考えになってしまいがちである。しかし，たとえば看護
師には，病棟の生活の中で患者のリハビリテーションを促すことが期待さ
れている。ベッドから起き上がって立つこと，病室からトイレまでの廊下
を歩くことなどすべてがリハビリテーション治療であり，それを支えること
も看護師が専門性を発揮すべき業務として期待されているのである。

●●●●「専門性志向」と「協働志向」の相克による困難　●●●

　自らの専門性を絶対視しながら「専門性志向」を求めると，「協働志向」が
なかなかうまくいかないことは，実際の現場で多々あるだろう（図14）。

　**「大切なのは活発でフリーな議論が，各自のモチベーションを引き上げる
方向に作用するように工夫することである。ここで，議論の元になる事実や，**

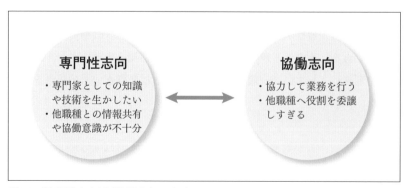

図14　「専門性志向」と「協働志向」の相克

その解釈については，相互に信頼関係があるかぎり，業務の枠を超えて議論を行っても問題にならないことが多い。しかしながら，お互いの仕事の姿勢や理念を巡る議論まで踏み込んでしまうと，問題解決を共有する姿勢が保てなくなり，姿勢の違いや価値観の違いを固定化し，際立たせる可能性が高まる」[3]

　上記の文章を書いた医師は，こうした医療者のかかわりを指して，「チーム医療もどき」と言っていた。自らの専門性に誇りを持って，その専門性を基に議論に参加することは非常に大切なことである。しかし，それが他の専門性に依拠する職種の人々の意見と激しく対立するような場合，またはそうした他の職種の人の意見を一方的に批判するような場合は，チームとして協働していくことを阻害してしまう。

　それでは，どうしたらこの状況に陥らないようにできるか。この医師も書いているように，「適切な距離を保つ」ということがそれに対する妥当な解決策なのであろう。チームのメンバーとは，共通の目標を持ち，患者の最善の利益のために協働するとともに，専門性に依拠した意見が鋭く対立するような場合には，相手の話に耳を傾け，自分の価値観も相対化してみることが必要なのだろう。

引用・参考文献

1）月山淑（医師）：チーム医療の誤解，ターミナルケア，13（4），p.295，2003.
2）梅田恵（看護師）：院内の緩和ケアへのニーズを大切に，ターミナルケア，13（4），p.297-298，2003.
3）小野充一（医師）：地域一般病院における緩和ケアチーム活動の要点，ターミナルケア，13（4），p.299-301，2003.

患者の必要と専門職の配置
──「患者志向」×「職種構成志向」

●●●「患者志向」の優位　　　　　　　　　　　　　●●●

　患者のニーズがあることは確かながら，その職種が病院に雇用されていなかったり，従来の業務で時間が取れずにチームに参加できなかったりするようなこともある。たとえば，脳卒中で失語症や構音障害になった患者のリハビリテーションのためには，言語聴覚士による訓練が効果を上げることが知られている。しかし，言語聴覚士の数は全国的に不足しており，脳卒中患者を受け入れていても，言語聴覚士を雇用していない病院も多い。

　また，緩和ケアの領域でも同様のことが起こっている。身体科と精神科の2人の医師と緩和ケアの領域で一定の経験のある看護師と薬剤師がチームの構成員になるべきことが，診療報酬で加算されるための条件となっている。診療報酬でそのように規定されているのは，しかるべき数の能力ある医師や看護師などが協働することで，患者に対する緩和ケアが効果的に行われることを期待しているからであろう。しかし，ただでさえ医師不足や看護師不足にあえいでいる病院に，その人員を準備する余裕はないことが多い。ある大学病院で緩和ケアチームに携わる看護師は，このように書いている。

　「活動開始とともに病院からは経済効果を期待する評価を受け，患者・家族からはもっともっとと要求され，医療者からはコンサルテーションで楽

になるどころかかえって余計なことをしなければならないとグチも出るだろう。支援を期待する甘い考えは捨てるべきと認識している」[1]

　患者のためにチームで医療を行いたいと考えていても，あるいは患者からチームで行ってほしいと要求されていても，それに従事する医療者が確保できないこともあるのだ。「患者志向」の医療者であったら，患者や家族から必要とされていれば，その期待に応えようとする。しかし，それが人手不足や現場の理解の欠如でかなわないとき，当事者となる医療者は憤りを感じるようになる。しかし，新たに必要なスタッフを雇用することやチーム活動のための支援を得ることは，そう簡単には実現しない。

　すでに雇用されているスタッフが，従来の業務に加えてチームで行う医療を行うこと，あるいは従来の業務を調整してチームで行う部分に力を注ぐようなことも，現状では多くの場合，個人としての努力に委ねられている。職場の理解と実質的な援助が必要とされている。

●●●○「職種構成志向」の優位　　　　　　　●●●

　患者からのニーズがない，あるいはニーズが確認できないのに，職種だけがそろってチームの枠組みのみができてしまうケースもある。この場合，「職種構成志向」で枠だけが整っていても，肝心のチームで行う医療によって利益を得る患者がいないのだから「患者中心」にはなりえない。

　また，職種をそろえてチームを作ったとしても，チーム作りをすることに時間がかかってしまい，肝心な患者への医療ケアをしている時間が短くなってしまうようなこともある。このような事態への危惧を，ある大学病院勤務の医師はこのように書いている。

「他の大病院と同様に当院も，常に平均在院日数の短縮化がうたわれる。2002年度は17.8日であった。入院診療計画を立て，緩和ケアチームに連絡し，ケースカンファレンスを合同で開き，アセスメントし，患者さんの

サインをもらい，ケアが開始される。この手続きを短い入院期間だけで行っていくことは非効率的でタイムラグがあり，すぐ退院，転院，死亡という転帰になりかねない」[2]

　カンファレンスで患者の状態把握や意見交換を行って，チームで対応していくことに関して患者の了解を取ることはとても重要なことである。しかし，このような手続きを経ている間に時間が経って，実際の治療ケアの時間が短くなってしまい，結局は患者の利益を損なうことになってしまうという矛盾もある。このことは「職種構成志向」を充足しようとするあまり，「患者志向」となり得ない，一つの事例であろう。

　近年，在院日数を短縮することが要請されている中，このような傾向はますます顕著に表れてくるであろう。これをどのように解決していったらよいかということは，今日の大きな課題であろう。

●●●○「患者志向」と「職種構成志向」の相克による困難 ●●●

　以上で見てきたように，「患者志向」が追求されるようなときも「職種構成志向」が伴うとは限らない。逆に，「職種構成志向」だけを推し進めていても，「患者志向」の視点を欠いた場合には何のためのチームなのかがわからなく

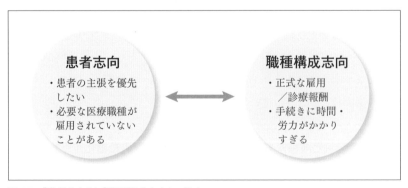

図15　「患者志向」と「職種構成志向」の相克

なってしまう（**図 15**）。

　患者のニーズに応えられるような職種が病院に雇用されていて，そうした職種が迅速にチームを組んで，実際の医療ケアに従事できるようにするためにはどうしたらよいのだろうか。それぞれの職場ごとに数々の具体的事例を知り，話し合いを経て，試行錯誤を重ね，よりよいものにしていこうという意識と実践が，遠回りなようでも必要なのであろう。

引用・参考文献

1）白土辰子（看護師）：急性期病院における緩和ケアチームの困難な役割，ターミナルケア，13（4），p.294, 2003.
2）斎藤真理（医師）：緩和ケアチーム推進へのさまざまなハードル，ターミナルケア，13（4），p.291, 2003.

患者と専門職の共通目標
——「患者志向」×「協働志向」

●●● 「患者志向」の優位　　　　　　　　　　●●●

　患者の利益を第一に考えるがゆえに多くの職種がかかわることによって，逆に患者を戸惑わせてしまうこともある。特に病気を持たずに生活してきた人にとって，病院に医師や看護師以外にもたくさんの職種の人々が働いていることはあまり知られていない。したがって，病気になっていろいろな職種から治療ケアを受けることで，患者は，不安な感じに襲われることもある。

　医療従事者が病気のことに精通していて，職場として医療機関に慣れ親しんでいるのに対して，たいていの場合，患者にとって病気になることや病院に入院することは，非日常の特異な経験である[1]。

　たとえば，突然に脳卒中や心筋梗塞を発症した患者は，すぐに救急車で病院に運ばれる。病院に到着すると，まず最初に救急救命室に連れて行かれ，検査が行われる。検査によって確定診断が下されると治療へ進み，やがてICU（Intensive Care Unit）に運ばれる。この間患者は意識がないままで，家族に説明がなされ，治療ケアの同意がとられる。すなわちインフォームド・コンセントが行われる。そして患者は目を覚まして，ICUというまったく見慣れない特別な場所にいることを知るのである。

　ICUは，部屋の構造や配置されている物品，医療専門職の服装，患者自身の服装，治療内容や医療的処置などすべてにおいて，非日常的な病院の

中でもさらに非日常的な場所である。そのため ICU は，そこに入る人は最重症の病人であり，それまでの健康であったときとは異なる存在となったことを演出する舞台装置となっている。

　ここで患者は，この特別な ICU という場に割り当てられたことによって，自分の病状がただごとではないことを認識する。すなわち，自分たちの直面している病気は，生命の危機が差し迫る病気の中でも，特別に重症の部類に入るものと考えるようになる。

　さらにこの後，一般病棟に移り，リハビリテーションが始まると，今まで知らなかったような職種の人々が登場し，独特なやり方で訓練を行う。患者にとっては何もかもが初めてのことで，まるでベルトコンベアーに乗せられているようだという感想を持つ人もいる。しかしながら，患者が戸惑うからという理由で，それぞれの職種の専門性を生かした協働の体制が崩れてよいということにはならない。

　病気によって非日常性の世界へ連れ込まれるという経験は家族も同じである。たとえば，重い障害を持って生まれた新生児の親も，NICU（Neonatal Intersive Care Unit）に入った我が子の様子に大きな衝撃を受ける。そして，どのような治療ケアを望むかという選択を迫られることがある。かつては，医師がその子にとって最善の治療ケアを決定することが慣例となっていた。しかし，今日，それはパターナリズムとして望ましくないと考えられている。そして，看護師や心理職，特に患者家族も治療の選択の際に重要な役割を持つと考えられ，治療ケアの決定に参画することが求められている。新生児医療の領域にも「チーム医療」は浸透してきているのである。

　ただしこのことは，親にとってはより重い責任を背負うことであり，重圧を感じさせるものとなっている。新生児医療の領域で，重要な決定を下さなくてはならないときの医師のかかわりを親がどう思うかについての，アメリカとフランスとの比較調査がある[2]。結論として，医師が十分に説明した後で最終的に親に決定を迫るアメリカのやり方よりも，親に十分に説明し，意見をよく聞いた上で最終決定は医師が行うフランスのやり方のほ

うが，親の満足度は高いという結果になった。この調査は，それぞれの国の文化的背景を考慮に入れなくてはならないが，患者や患者家族が医療の中心だからといって，医療上の決定をゆだねさえすればいいという考え方に反省を促すものである。

　これまで見てきたとおり，患者や患者家族というのは，いきなり病院という非日常の空間で，生死を分けるような決断を急に迫られる。この負担は医療従事者が想像するよりもはるかに大きいものである。患者が医療の中心である「患者志向」はとても重要だが，その患者を支えるためにさまざまな職種が協力して役割を果たす「協働志向」も，それに劣らず重要なことである。

●●●「協働志向」の優位　　　　　　　　　●●●

　筆者の行った主に脳卒中による中途障害を持つ方々へのインタビューでは，実に多くの方々が医療従事者による「障害の受容」の促しに傷つけられたり，反発を覚えたりしていたと語ってくれた[3][4]。

　たとえばある方は，入院初期に行われた心理評価で「障害の受容」をしていないと判定され，看護師からも理学療法士からも臨床心理士からも障害の受容を促されていた。これは，この方にとって憤りを感じさせることであった。特に臨床心理士による面接の時間は苦痛で仕方がなかったという。復職できるのか，車の運転はできるようになるのか，元通りの生活を送れるようになるのかといったことが一切不明なままで，障害を受け容れるなどということは考えられなかったからである。

　車椅子や杖を使うのを拒否したり，利き手交換の勧めに対して元通りに手が動くことに固執したりする患者に，医療従事者はよかれと思って「もう治りません」と言う。自らの専門学問が教えるところの「障害受容」という概念を当てはめるからである。「障害受容」とはごく簡単にいうと，麻痺した手足は元通りには治らないのだから，よくなることを期待してリハビリテーションをするよりも，障害があることを受け容れて，杖歩行の訓練をした

り利き手交換をしたりしたほうが，生活の質の向上につながるという考え方である。

　だから，「障害受容」をしていないと評価された患者に関しては，理学療法士，作業療法士，看護師，医師，心理職などが集うカンファレンスの場で，どのようなアプローチをしていくかが話し合われる。そうなると患者は，自分を取り囲むすべての職種の人々から「障害受容」をしていないと認識され，受容を促されてしまう。しかし，多くの脳卒中のサバイバーたちは，こうした医療専門職の働きかけに対して「障害の受容なんて大きなお世話だ」と言い切っていた。

　これは，「協働志向」は充足されていたとしても，「患者志向」が疎かになった場合の落とし穴である。筆者が障害を持つ当事者の声を聞いてわかったのは，障害を持つようになった人々は，自分なりにさまざまな試行錯誤を経て，自らの状況を納得できるようになっていくということである。すなわち，医療従事者がチームを組んで「障害の受容」を促そうと躍起になっても，受容など促されることはまったくなく，逆に反発が生じるだけなのである。障害を「受け容れる」ということはその人が掴み取るもの，あるいは後になってから自分は受け容れていたのだと気づくことなのである。

●●●●「患者志向」と「協働志向」との相克による「チーム医療」の困難 ●●●

　以上見てきたように，患者の気持ちや自己決定を大事にする「患者志向」と，さまざまな職種がともに医療にあたる「協働志向」は相容れないことがある（**図16**）。医療従事者が患者のために協働しても，患者の思いとは異なる介入をしている場合は弊害となってしまう。しかし，だからといって，医療従事者の協働を抑えて，患者の気持ちをおもんぱかるだけでも十分ではない。どのようなアプローチをすべきか，「チーム医療」の真価が問われるところだろう。

　医療従事者がいくらチームで協働したとしても，患者を置き去りにするかのような独りよがりな対応になってしまっては，何のためのチームかわ

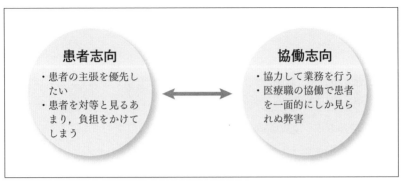

図16　「患者志向」と「協働志向」の相克

からなくなる。ただ実際にはほとんどの場合，医療者は自らの専門性に基づいて，他職種と協働しようとしながら業務を行っている。そのことが結局は患者のためになると考えるからである。また，患者の最善の利益を考えようとする共通の目的を持てたとすると，協働も自ずと実現されるようになるという。これを示すような文章として，下記のようなものがある。

> 「チーム間あるいはメンバー間で，各自のモチベーションが高く，オーバーラップの範囲が多いほど，衝突する頻度が増加し，チーム全体の雰囲気も悪化することになる。しかしながら，患者にとっての最善の方向を巡って真摯に議論を重ねることは，チーム医療の生命線であり，衝突や議論を避けることが日常化すればチームの活動の存在意義を失いかねない」[5]

　この文章は，患者の利益のために各メンバーが議論を尽くすことで，チームとしての活動が可能になると読める。ここでもやはり，真摯な議論が「患者志向」と「協働志向」の相克を乗り越える重要な鍵になっている。

引用・参考文献

　1）細田満和子：脳卒中を生きる意味—病いと障害の社会学，青海社，2006.

2）Orfali, K.：Parental role in medical decision-making：fact or fiction? A comparative study of ethical dilemmas in French and American neonatal intensive care units, Social Science and Medicine, 58（10）, p.2009–2022, 2004.

3）前掲書 1）.

4）細田満和子：「障害の受容」再考，総合リハビリテーション，37（10），p.899-902，2009.

5）小野充一（医師）：地域一般病院における緩和ケアチーム活動の要点，ターミナルケア，13（4），p.299-301，2003.

専門職の境界
——「職種構成志向」×「協働志向」

●●● 「職種構成志向」の優位 ●●●

「職種構成志向」は，「チーム医療」という言葉を，諸職種が施設における
ポストを有し相応の処遇が整備されていること，場合によってはそれらの
職種が正式に雇用されているという意味で使用するものである。「協働志
向」は，「チーム医療」という言葉を，複数の職種が対等に一緒に仕事をし
ているという意味で使用するものである。

「職種構成志向」と「協働志向」は，ともに「チーム医療」を構成する要素で
あるが，文書資料やヒアリングによる調査から，同時に緊張関係にもある
ことがわかってきた。すなわち，たとえ病院で正式に雇用されていたとし
ても，対等な関係にあるという認識に基づいた医療行為が遂行されないこ
とがあり，また逆に，当事者は対等に一緒に仕事をしているという認識を
得ていたとしても，それに見合ったポストが病院の体制として確保されて
いなかったり，給与や診療報酬が保証されていなかったりする場合がある
のだ。以下，具体的に見ていこう。

今日，われもチームの一員たりという宣言が，薬剤師，社会福祉士（ソー
シャルワーカー），栄養士，理学療法士，作業療法士，言語聴覚士など各職
種から出されている。たとえばある薬剤師は，近年，薬剤師は「チーム医療」
に関心を持ち，意識が変わってきたと言う。

　「薬局の中で，調剤，製剤や薬品管理を行なっていれば良しとする考えから，チーム医療の一員として臨床業務の一翼を担うことの必要性を認識するようになった」[1]

　その背景には，1988（平成元）年に入院調剤技術基本料が診療報酬に新設されたことや，1994（平成 6 ）年にそれが薬剤管理料に改称されて高い点数がつくようになったことなどがあるが，薬剤師のそうした認識の変化を受けて，病院によっては病棟薬剤師というポストを設置するところも出てきている。2012（平成 24 ）年には「病棟薬剤業務実施加算」が導入されるなど，診療報酬上で病院薬剤師の評価が進んできた。

　他の職種も同様に，医療上の必要性が認められ，あるいは診療報酬の新設や改定を受け，病院に雇用されることになり，新しいポストが確保されるようになってきた。たとえば社会福祉士や管理栄養士や理学療法士や作業療法士や言語聴覚士は，そうした流れを受けて，徐々に病院に雇用されるようになってきた職種である。病院によって名称には若干ばらつきがあるが，そうした職種にそれぞれのポストが与えられてきている。社会福祉士には社会事業部や医療相談室，管理栄養士には栄養指導室，理学療法士や作業療法士には訓練室，言語聴覚士には言語訓練室といったスペースが病院内に用意されるようになったのである。

　しかし，病院に正式に雇用され，ポストも与えられているにもかかわらず，そうした職種がその他の医療従事者と対等の立場で業務に参加できるような体制に至っていなかったり，従来の医療従事者からチームのメンバーとして認められていなかったり，極端な場合はその存在さえ知られていないこともあるという。

　ある病棟薬剤師は，入院患者ごとに薬の説明書や服薬歴を作ったりしているが，看護師との協働は「なかなか大変です」と言う。この大変さの背景として，薬の説明による診療報酬の点数は看護師がしてもつかないけれども薬剤師がするとつくことや，薬剤師が説明したとしても患者は看護師に

説明を求めることなどで，病棟薬剤師の存在に対して，看護師が釈然としない思いを抱いていることが指摘された。同じ業務を，一方がすれば評価され，他方がすれば評価されないのならば，両者の関係はうまくいかない。

　ただ，こうした病棟薬剤師の場合，病棟にいるのでその存在は比較的認知されやすいが，社会事業部や言語訓練室など病棟から離れた場所にいる社会福祉士や言語聴覚士といった職種は，医師や看護師など従来の医療従事者からの認知度が低く，どんな業務をしているのかということはもちろん，そういった職種が病院に雇用されていることさえ知られていないこともあるという。

　ある社会福祉士は，病棟からなかなかオーダーが来ないと嘆く。また，ある言語聴覚士は，出勤して言語聴覚室に入ると，患者には会うけれども他の病院スタッフにはほとんど会わないこともあるという。また，別の言語聴覚士も，医師や看護師とあいさつはするが，自分がどんな職種で何をしているのか知られていないと感じると言っていた。

　　「私たちソーシャルワーカーも，病棟のカンファレンスなんかにできるだけ出るようにしているんですよ。でも，私たちがどんなことをしているのか，そんなにわかってもらえていないんじゃないかな。特に研修医とか新人の看護婦さん（当時ママ）**とかは，私たちのことを，どんな風に思っているのでしょうね」**

　　　　　　　　　　　　　　　　　　　　　　（社会福祉士，50代，女性）

　彼らによると，医師や看護師以外の医療従事者（通常コメディカルと呼ばれている）の病院内での立場は不安定で，病院組織の中に十分組み込まれていないような気がするのだという。彼らは，医師や看護師から十分に認知されていないことを嘆いているだけではない。自分たちの存在や役割を知ってもらおうと，病棟のカンファレンスに出席したり，コメディカル同士で集まりを持ったりしている。しかしそれでも，彼らの意識としては，同

じ病院にいるけれども「協働」とはほど遠く,「チーム医療」にはなっていないと感じているのである。

●●● 「協働志向」の優位　●●●

一方,他職種と協力して業務を行い,協働が実現されていると自他ともに認めているにもかかわらず,正式なポストが保証されていない不満を感じているという場合もある。協働が成り立っている場合でも,それが病院から雇用されている自分の職種の範囲を超えたボランティア的なことと考えている医療従事者も少なくないのである。

たとえば,NST(Nutritional Support Team)は,医師,看護師,薬剤師,管理栄養士が,それぞれの役割を発揮できるようにチームを組み,医療を行うもので,今日は診療報酬で加算がされている。しかし,かつてそれは「自己犠牲」で成り立っていたという。

「NST の問題点は,このような NST によるシステム化管理を維持するための経済的・人的保証がなく,現段階ではチーム構成員の大変な自己犠牲的努力を必要としている」[2]

チームで医療を行うためには,通常の自分たちの業務時間外の夜や土・日曜日に,合同で話し合いをしたり,個別に職種間の調整をしたり,時には業務そのものをしたりしなくてはならないという[3]。

また,「チーム医療」では,「各職種間の役割を超えて協力する必要」[4]があり,「チーム医療」のためには,「とかくセクション間でなすり合いがちな雑用も進んで引き受け」[5]なくてはならないという。ある病院の診療放射線技師は,カテーテル検査室で行われる心臓カテーテル検査やインターベンションに,チームの一員として参加している。だが,彼は心臓カテーテル検査室の専属スタッフというわけではないため,自分の持ち場を離れたところで余分に労力を使って協力しているという認識を持っており,「業務上

の不公平」[6)] が生じていると感じている。

　これらは「チーム医療の協働」という錦の御旗の下で，相応の待遇を受けないまま搾取されていると感じている人がいることを示している。現在の医療体制では「チーム医療」の必要性は訴えられても，「チーム医療」のために注ぐ労力に見合うだけの評価が用意されていないことが多い。他職種と協働することによって診療報酬で点数が取れることは限られており，診療部や看護部やコメディカル部が分離している縦割りの病院組織では，いくら他職種から評価を得ても，自身の部署での昇進とは一般に関係ないのである。場合によっては，「チーム医療」で他職種とばかり協働していると言われ，同一職種の中で「浮いた存在」になってしまうことさえある。

● ● ● ●「職種構成志向」と「協働志向」との相克による「チーム医療」の困難 ● ● ●

　以上のことから，「職種構成志向」と「協働志向」という「チーム医療」の要素は相反するもので，同時に成り立たせようとすると困難が生じてくるしくみにあること，当事者たちはそうした中で不満や憤りを感じていることが明らかになった（**図17**）。病院に雇用されていてポストが与えられていたとしても，他職種と協働関係が形成されないこともあるし，他職種と協働していたとしても，病院で相応の地位が認められていなかったり，自分の業

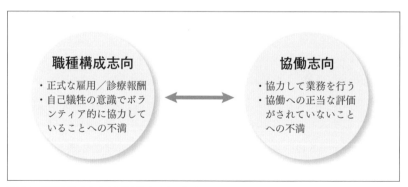

図17　「職種構成志向」と「協働志向」の相克

務範囲を超えてボランティア的に行っていたりすると認識されることもある。こうしたとき，当事者たちは，自分たちのしていることは「チーム医療」ではない，あるいは「チーム医療」というのは自己犠牲的なものだと思い，「チーム医療」を困難なものと感じている。

引用文献

1）斎藤文昭（薬剤師）：チーム医療の実践，新薬と治療，45（8），p.12-13，1995.

2）山東勤弥（医師），他：日本における Nutritional Support Team（NST）の現状―阪大病院での23年間の経験を通じて，日本臨床栄養学会雑誌，17（4），p.29-33，1995.

3）綾部時芳（医師），他：クローン病の在宅経腸栄養療法の Nutritional Support Team，日本臨床栄養学会雑誌，17（4），p.34-39，1995.

4）小早川香樹（看護師），他：急性期インターベンション治療に於けるチーム医療の重要性，Japanese Journal of Interventional Cardiology, 12, Suppl3, p.174, 1997.

5）海津加代子（社会福祉士）：作業療法士を含めたチームワークの経験から（2）ソーシャルワーカーの立場から，作業療法ジャーナル，27（4），p.264-265，1993.

6）村上敬（診療放射線技師），他：当院の複雑化するパラメディカル業務の現状と直面する問題点―その解決に向けた我々の取り組み，Japanese Journal of Interventional Cardiology, 11, Suppl1, p.303, 1996.

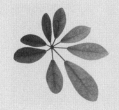

第４章

「チーム医療」を考える

＊［第1節 それぞれの「チーム医療」］は文部科学省
科学研究費補助金による研究成果の一部である。

それぞれの「チーム医療」

「チーム医療」を実践しようとしても志向性が異なるとなかなかうまくいかないというしくみを第3章ではみてきた。しかし，それでも「チーム医療」は現実に求められている。本節では，「チーム医療」に対して人々が抱く期待について，少し詳しく見てみようと思う。

●●●問題解決策としての「チーム医療」　　●●●

「チーム医療」に関心を持って医療界の動向を眺めてみると，実にさまざまな場面で「チーム医療」という言葉に出くわすことになる。医療系雑誌の中で「チーム医療」と書かれているのを見たり，医療に従事する人々が「チーム医療」と言うのを聞いたりすることは非常によくあることだが，一般の新聞紙面上で「チーム医療」に言及されているのを見たり，患者や患者家族へのヒアリングの際に「チーム医療」という言葉が口にされるのを聞いたりすることもしばしばある。

こうした際の「チーム医療」は，医療における諸問題の解決を期待する方法として挙げられる場合が圧倒的に多い。「チーム医療」が形だけの期待外れだったと否定的に語られる場合にも，その先には「本物」の「チーム医療」への熱い期待が読み取れる。ここでは，社会的に関心の高い医療事故，臓器移植，在宅医療の領域での，「チーム医療」への期待を見てみることにする。

●●●○ 医療事故　　　　　　　　　　　　　　　　●●●

　医療事故は今日，医療界にとどまらない社会的な問題となっている。「医療事故が増えてきた」といわれているが，「医療事故」そのものを正確に把握したデータはなく，我々が「医療事故が増えてきた」と認識する場合の多くは，それがマスメディアで大々的に報じられたり，医療訴訟が件数として増えてきたりしたことなどに起因しているともいわれている。医療関係者の認識では，「医療事故」は最近になって生じてきたものではなく，かつては表面化しなかった医療の負の内実があからさまになってきたことの反映だという見方が少なくない[1)2)]。

　こうした医療事故の防止について語られる際，「チーム医療」への言及は頻繁に行われている。1999（平成11）年1月に，横浜市立大学医学部附属病院で患者取り違え手術という事故が起こったが，その後出された報告書では，再発防止策として「患者中心の医療の確立」「医師の責任体制の確立」「手術室の管理運営体制の確立」「病棟の勤務体制の見直し」「安全管理体制の確立」と並んで，「チーム医療の確立」が挙げられていた[注1)]。医療事故調査会代表世話人の森功は，「医療は学術的裏付けに支えられた総合的チーム作業である」[3)]と言い，事故防止にはチーム医療が不可欠なことを示唆している。また，アメリカで医師としての経験がある李啓充も次のように言っている。

　「医療過誤を防止するための方策の第一は『誤りから学ぶ』ことにあり，(中略)第二は『チーム医療』」[4)]

　これらは，現行の医療が「チーム医療」になっていないから，医療事故を防ぐことができなかったことを示唆するものだが，だからこそ，医療事故を防止するための方法として「チーム医療」に高い期待が寄せられている。

●●● 臓器移植　　　　　　　　　　　　　●●●

　臓器移植は，先端医療の一つとして，命を救う最後の手段として高い期待が寄せられている領域である。日本での臓器移植の歴史は，死体からの腎移植が行われるようになった 1960 年代まで遡れる。腎移植はその後，生体からの移植を中心に実施件数を伸ばし，1999（平成 11）年末の時点で 1 万件を超えている [5]。肝移植は，1989（平成元）年から生体からの提供で行われており，実施件数は 2019（平成 31）年末の段階で 1 万 38 件余りである[注2]。1997（平成 9）年の「臓器の移植に関する法律」の公布により，脳死体からの移植も法律上認められることになり，臓器移植医療は世間の耳目を集めている。さらに 2010（平成 22）年 7 月からは改正臓器移植法が施行され，本人の意思が不明の場合でも，家族の承諾があれば，ドナーとなることができるようになった。

　臓器移植では，外科医だけではなく，内科医，看護師，精神科医，移植コーディネーターが移植チームを作っている。ある生体肝移植のドナーはこう言っていた。

　「チーム医療とかいって，移植チームには移植外科や内科のお医者さんだけでなく，精神科のお医者さんが入っているみたいです」

（生体肝移植ドナーからのヒアリング）

　移植医療は，未知の部分が多い特殊な医療という側面がある。特に生体からの移植ではドナーは健康であることが条件なので，病気のない健康な人にメスを入れることになる。また生体からの移植は家族間に限られているので，ドナーは家族である重篤な疾患を持つレシピエントの心配もしている。ドナーの中には不安が大きくなり，夜も眠れないなどの状況に陥る人もおり，そうしたドナーの精神状態に対応するため，移植チームには精神科の医師が入っている。しかし，筆者のドナーへのヒアリングでは，不

安を感じて眠れないと訴えても，精神科医は精神的なフォローをしてくれるというわけではなく，眠剤を処方されるだけだったという。移植コーディネーターも，患者や家族のケアやカウンセリングをする職種としてチームのメンバーに加えられているが，ほとんど期待されている役割を果たしていないという[6]。

　患者の側からすると，「チーム医療」といっても複数の職種が名を連ねているという形だけのもので，ほとんど自分たちの役に立っていないという印象なのだ。だからこそ，実質的な援助ができる，患者のための「チーム医療」が望まれている。

●●● 在宅医療　　　●●●

　1992（平成4）年の医療法改正で，医療の場は病院や診療所などの医療提供施設だけでなく，医療を受ける者の居宅も含まれることが明記され，在宅医療がにわかに注目を浴びるようになった。その背景の一つには，慢性疾患や加齢による障害を持つ高齢者が増えることから生じる，医療費の増大や施設の不足に対応するという政策的な理由がある。そのほかにも，医療依存度の高い重症の状態や終末期であっても，見知らぬ施設ではなくこれまで生活してきた環境の中で療養生活を送りたいという患者側の願いや，在宅酸素療法など在宅医療を支える医療技術の進展も背景として存在する。

　在宅医療は，地域医療やプライマリーケアという類似概念とともに，保健や福祉や介護と協同歩調を取ろうとしているように見受けられ，それらがまとめて「チーム医療」といわれている。

「高齢者では慢性疾患と加齢による障害が必発であり，そのため在宅医療・福祉・保健各職種のチームアプローチがますます重要になっている」[7]

「今後ますます増えるであろうターミナルの患者や重症者が安心して在宅で生活できるようにあらゆる場で，今よりももっと密な連携が求められる」[8]

　このように，在宅医療を遂行するために「チーム医療」は重要であるというのだが，しかし実際は「チーム医療」になっているとは言い難いという。

　「わが国のかかりつけ医の多くは，地域の保健，医療，福祉サービス職種とすばらしいチームワークのなかで，プライマリヘルスケアシステムを形成しているとは言い難い。逆に，治療中心主義のなかで，地域の在宅ケア機能から遊離している姿が散見されることが少なくない」[9]

　ここでも，先に見てきた医療事故や臓器移植の場合と同じように，現行の在宅医療では「チーム医療」が不可欠であるのに，それが本当の意味での「チーム医療」ではないので，「チーム医療」の実現に期待をしているという構図が読み取れる。

　医療事故，臓器移植，在宅医療，どの領域であっても，「チーム医療」は当該の医療領域のさまざまな問題や課題を解決するものと考えられ，関係者からは最大限の期待が寄せられている。

●●● 4つの要素との対応　　●●●

　ところでここで，これまで整理してきた「チーム医療」の4つの要素を思い出してみよう。それらは「専門性志向」「患者志向」「職種構成志向」「協働志向」であった。上に挙げたような，医療事故防止や移植医療や在宅医療において「チーム医療」に寄せられる期待は，4つの要素がそれぞれの比重で寄せ集められたものと捉えられる。

　患者の取り違えという医療事故では，患者の同一性の確認が決定的に重要であるというが，その際，看護師には手術前の患者の不安と緊張に配慮しながらの声かけ，医師には事前の診断結果と直前の所見との照合において専門性を発揮することが要請されている。また，異常に気がついたら，医師と看護師という立場の違いから言い出すことを躊躇することなく，いつも患者本位に考えて異議申し立てができるよう，医療者間のコミュニケ

ーションをよくしておくことが必要とされる。ここには，4つの要素のすべてが入っている。

　臓器移植も同様である。移植医療というのは，臓器を切り取ってきて植え込むというだけではない。移植をせざるを得ない状態を引き起こした原疾患に対する医療，拒絶反応や易感染状態を管理する医療，精神的な面に配慮する医療が必要とされる。移植外科医だけでなく，原疾患や拒絶反応に対応する内科医，移植の前後を看る看護師，種々の精神状態に対応する精神科医や移植コーディネーターは，すべてに高度な専門性が必要とされる。それとともに，それぞれの職種が情報を共有し，患者が抱いている問題を把握することが求められる。ここでも，4つの要素はすべて入ってきている。

　在宅医療に関しても，4つの要素の必要性が認められる。病院と異なり在宅医療では，医療者は同業者がいつも身近にいるわけではないので，単独で患者に向き合わなくてはならない。患者のどんな変化も敏感に感じ取れる専門性を各々の職種の者が持ち，その情報を共有すること，そして他職種が掴み取った患者の変化を，重要な兆候として認識できるという専門性が必要とされる[10]。

　以上，「チーム医療」に対する期待を見てみると，「チーム医療」は困難だと言いつつ，それでも「チーム医療」は必要なのだと主張する，医療従事者の置かれた状況が見えてくる。筆者はかつてこの状況を指して，「『チーム医療』が，『魔法の弾丸』となるか『実践的方法』となるか，今後の動向に注目したい」[11]と書いた。当時は「チーム医療」がどことなくスローガンとして掲げられているような印象を受けていたからである。

　しかし今日において，「チーム医療」は「魔法の弾丸」などではなく，「実践的方法」であることは明らかである。「チーム医療」を困難にする要素があるとしたら，一つひとつ取り除いてゆく方策を見つけていくことが必要であろう。

注

注1）詳しくは「横浜市立大学医学部附属病院の医療事故に関する事故調査委員会
　　　報告書　平成11年3月」を参照されたい。
注2）一般社団法人日本移植学会ホームページ「データでみる臓器移植」の日本に
　　　おける肝移植数＜http://www.asas.or.jp/jst/general/number/＞より。

引用・参考文献

1）細田満和子：「医療事故」の社会的背景―病院小宇宙の行為者たち，現代社会
　　理論研究，11，p.239-252，2001．

2）細田満和子：医療事故とチーム医療―なぜ事故防止にチーム医療が必要なの
　　か，ばんぶう，255，p.66-69，2002．

3）森功（医師）：朝日新聞2001（平成13）年2月15日夕刊11面．

4）李啓充（医師）：アメリカ医療の光と影―医療過誤防止からマネジドケアまで，
　　医学書院，p.26，2000．

5）平成11年度厚生科学研究，臓器移植，ヒューマンサイエンス振興財団，
　　2000．

6）細田満和子：生体肝移植医療―不確実性と家族愛による擬制，家族社会学研
　　究，14（2），p.148-156，2003．

7）本田哲三（医師）：在宅医療における病診連携のありかた―在宅リハビリ事業
　　の経験から，治療，80（8），p.24-28，1998．

8）井上倫（看護師），他：看護婦の役割，治療，80（8），p.33-35，1998．

9）澤村誠志（医師）：在宅医療とリハビリテーション，治療，80（8），p.7-12，
　　1998．

10）安西順子（看護師，1級訪問介護員）・川越正平（医師）・田城孝雄（医師）・細田
　　満和子：座談会「資格」が医療・介護の質向上を阻害していないか，ばんぶう，
　　253，p.22-27，2002．

11）細田満和子：「チーム医療」の理念と現実，日本看護協会出版会，p.89，2003．

研究者のひとりごと

　こうして整理してみると，先端医療の場面でも通常医療の場面でも，病院においても地域においても，改めて「チーム医療」への期待の大きさを感じます。

「チーム医療」のありうる形

　第 3 章で，「専門性志向」「患者志向」「職種構成志向」「協働志向」という「チーム医療」の 4 つの要素が，それぞれ相対立してしまうことを述べた。本節では，それらの各要素が相補的な関係にもなりうるいくつかの例を示しつつ，改めて現場で医療に従事する当事者たちが認識し，実践している「チーム医療」とはどんなものであるのかを考察してみることにする。

● ● ● ● 「専門性志向」と「患者志向」の相補性　　　　　　● ● ●

　まず，「専門性志向」と「患者志向」に関して考えてみる。「患者志向」は，患者の必要性を把握して，患者にとって望ましい医療をめざすものだが，そのために自己の専門性に磨きをかけることが重要であることは，医療従事者の共通了解になっている。ただ，その際，自己の専門性だけを主張するのでは，患者にとって最適な医療につながらないという。患者の必要に応じて，その部分を充足できる職種は何かを考えること，すなわち他職種の専門性を考慮できることが重要になってくるというのだ。これは，しばしば，「コーディネーターの役割」と呼ばれており，それ自体が一つの専門性と考えられることも多い。ある看護師は，摂食・嚥下障害を持つ患者を看護した経験から，こう述べている。

　「看護婦(ママ)は，チームのなかで，唯一 24 時間患者に接している，生活の場に存在するスタッフである。生活の場での，実際の食事場面からの情

報を発信し，訓練室での情報を取り込み，活用し，広く様々な知識を身に
つけ，チーム内での実践的なコーディネーターの役割を望まれていると考
える」[1]

　前後の記述から，この看護師は「コーディネーターの役割」を，「看護の専
門性」と考えていることが読み取れた。ただ，この"他職種の専門性を考慮
できる"という専門性は，看護師だけが独自に持つものではない。医師，
社会福祉士，理学療法士，作業療法士，その他ほとんどの職種の人々が，
これに専門性を認める記述や言明を残している。ある作業療法士は，リハ
ビリテーションチームの条件を「自立している」ことと捉え，「自立」につい
てこう書く。

　「自立とは何でも自分の守備範囲に取り込むことではなく，対象者に何が
必要かを全体的枠組みの中で捉え，作業療法で援助可能なことは大いにや
り，不十分なところについては，人的にはどの職種に呼びかけて関わりを
持ったらよいか，常に把握しており，それを実行に移せる力量ではないか
と思う」[2]

　ここでの「自立」は，前後の文脈から，専門性を持つということと近しい
意味で用いられていると考えられた。このように「専門性志向」が，他の職
種の専門性を鑑みて，患者のために組み合わせていくことを可能にするも
のなら，「患者志向」と「専門性志向」は，相互排他的なものではなく相補的
な関係として捉え直すことができる。

●●● 「職種構成志向」と「協働志向」の相補性　　●●●

　次に，「職種構成志向」と「協働志向」に関して考えてみる。「職種構成志
向」は，職種として，病院などの組織の中に公式に位置づけられることや，
チームのメンバーとして承認されることをめざすものだが，それは複数の

職種による協働という行為を支える基盤にもなる。

たとえばある病院に，脳梗塞を発症し，右片麻痺と失語症になった患者が入院してきた場合を想定してみよう。この患者は，言語に障害を持つので，医療従事者だけでなく家族ともコミュニケーションが困難になっていて，食事の際も嚥下がなかなかスムーズに行えない。こうした患者に対しては，通常，医師，看護師，理学療法士，言語治療士，管理栄養士などが，互いの専門性に基づいて患者にアプローチをして協働することが必要だといわれている。しかし，すべての職種が，こういった患者が入院する病院に雇用されているとは限らない。

「ST（言語聴覚士）を置いている病院は，まだまだそれほど多くはないんです。必要とされている所にも，まだ十分行き渡っていないんですよ」

（言語聴覚士からのヒアリング，括弧内は筆者挿入）

患者の抱える問題に適した対処を協働して行うことが可能になるためには，必要な職種が病院に雇用されている体制が不可欠である。さらに，他職種との協働が安定的に可能になるためには，医療従事者たちがそれを善意のボランティアで行っていると考える状態に放置していては不十分である。他職種と協働することが，日常業務として，病院組織や既存の医療従事者集団の中に位置づけられることが必要になってくる。

また，すでに病院に雇用されている職種であっても，他の職種との協働がうまく行えないとしたら，その職種本来の力を発揮できず，存在意義が問われることになる。場合によっては職を奪われたりする可能性もある。たとえば，病院の社会福祉士は，病棟からの依頼を受けて，患者の転院先を探したり必要な社会的資源を紹介したりすることを専門的に行っているが，病棟の医師や看護師と協力的な関係を取り結べず協働できないような場合には，病棟からの依頼は来なくなってしまう。すると，その病院に社会福祉士は必要かどうかということになり，ことによると自身の専門性を発揮

しがたい部署に異動させられることにもなるという。ある社会福祉士はこう言っていた。

　「今のままでは，病棟からの依頼が少なすぎますね。もっともっと，仕事が欲しいですね。あなたが**管理者**だったら，給料に見合った働きがない職種を，雇っておきますか？」

（社会福祉士からのヒアリング）

　社会福祉士の場合だけでなく，管理栄養士が栄養指導をするにも，理学療法士や作業療法士や言語聴覚士がリハビリテーションをするにも，医師や看護師と協働関係にあることは不可欠である。ある職種が他職種と協働できない場合には，その職種が組織に位置づけられることが，本当に必要かどうか問われることになる。また，逆にいえば，その職種が患者に適切な医療を行う際に必要であると，他職種から承認が得られるならば，その職種が組織に位置づけられることが求められるようになる。

　このような観点を取ると，「職種構成志向」と「協働志向」とは，双方が相補う関係になっていると捉えることができる。ここで挙げた例のほかにも，4つの要素が組み合わさることで望ましい医療提供につながる「チーム医療」となるだろう。読者各自で考えてみたり，自らの実践を通して確認してみたりしてはどうだろう。

●●● 「チーム医療」の困難を読み解く　　●●●

　これまで「チーム医療」について整理してきたわけだが，ここで，本書の冒頭（序章）で紹介した「チーム医療」の困難を訴えるいくつかの声を振り返り，これらを改めて解釈してみよう。

　「チーム医療っていってもね，まだまだウチなんか幼稚な段階だからねぇ」
（総合病院の内科医師）

「チーム医療？　やってますよ。病院と違うから。いろんな職種の人が一緒にやってますよ。それでないとやっていけませんよ」

（訪問看護ステーションの看護師）

「チーム医療っていえるかどうかわからないけど，ここには OT（作業療法士），PT（理学療法士），ST（言語聴覚士），心理（臨床心理士），一通りの職種はいますよ」

（リハビリテーション病院の理学療法士，括弧内は筆者挿入）

「みんなチーム医療，って言いますけどね。チーム医療というのは，医者や看護婦（ママ），その他いろいろな人たちが共に働くということでしょ。でもどう見てもそうじゃない。本当のチーム医療というのとは違う」

（総合病院の社会福祉士）

　まず，最初の総合病院の医師であるが，彼は自分の勤務する病院の医療や看護が，それほど高い水準にあるとは考えていなかった。その理由を彼は，それぞれの職種の専門性が高いといえないという状況に求めていた。だから彼は，専門性はそれほど高くはないが，多職種がともに働いている現状を指して，「幼稚」な「チーム医療」と言ったと考えられる。ここでは，「専門性志向」に重きが置かれていたことがわかる[注1]。

　次に，訪問看護ステーションの看護師であるが，彼女は病院という切り取られた空間ではなく，在宅という患者の生活を丸ごと支えるという場で仕事を行っていた。彼女は，在宅患者の生活全体を成り立たせるためには，その患者にかかわる職種の人たちが，漏れのない医療ケアをすることが不可欠と考えていたので，「チーム医療」なくしては成立しないと強調したのである。ここでは，「患者志向」が強く意識されていたことが読み取れる。

　そして，リハビリテーション病院の理学療法士であるが，彼の上記の言い方からは，複数の職種が病院にいることだけが「チーム医療」だとは考え

てはいないが，「チーム医療」といえば複数の職種がいることが，まずは想起されることが読み取れる。ここには「職種構成志向」が色濃く表れている。

　最後の，総合病院の社会福祉士の考える「共に働く」関係というのは，対等性が確保された上で取り結ばれる関係のことで，彼女は対等な関係の中で初めて協働が可能になると考えていた。彼女の勤務先の病院では，職種構成としては多くの職種が配置されていて，それぞれの仕事をしているが，対等な関係になっていないという。ここでは，何よりも「協働志向」に重点が置かれていることがわかる。

●●● 「チーム医療」とは何か　　　●●●

　「チーム医療」に関するさまざまな論文を読み，ヒアリングなどで医療従事者たちの声を聞いていると，「チーム医療」とはそれを語る人の数だけ，いろいろな形があるのではないかという感覚を得て，万人が共通了解できる「チーム医療」というものを同定することの困難さを痛感した。それでも，多少強引であったが，現場の医療従事者の声を基に，「チーム医療」を4つの要素から整理し，それぞれの要素間の関係性を見てきた。4つの要素は相対立するものであったり，相補的なものであったりするが，そうした諸要素が「チーム医療」といわれる認識と実践を形づくっているのである。

　4つの要素のうち，いくつかの要素が併存したり，すべての要素が充足したりすることも可能性としてはある。すべての要素が最大値を取る地点は，いわば「チーム医療」の理想型といってもよいものだろう。その地点にすでに到達しているケースもあろうが，多くの場合，4つの要素のうちの，いずれかが欠如していたり，それぞれの達成度が低かったりしている。よって現実には，その理想型に向かうまでの空間に，各々の医療従事者たちが位置する現実の「チーム医療」という地点がある。医療従事者たちは，この現実の地点から，「チーム医療」についてさまざまな思いを語っているのだ。

　このように，「チーム医療」が，それを語る諸個人によって多様性を持って現れてくることは，現場で「チーム医療」が困難な理由の一端になってい

る。考え方の違う個人が集まって，互いに自分の「チーム医療」を主張していたのでは，「チーム医療」はますます困難に陥るばかりで，医療従事者のジレンマや不満も募ってゆく。

　ただし，困難を嘆きながらも，多かれ少なかれ，医療従事者たちは「チーム医療」に一定の期待を抱いている。それならば，「チーム医療」へ向けられた期待について，それがどんなものであるか，もう少し掘り下げて見てゆくことも必要なのではないだろうか。

注

注1）エミール・デュルケムは，協同を，仕事を分配し合うことと定義した。質的に類似している仕事の分配を幼稚な分業，質的に異なる仕事の配分を専門化された分業といい，後者の分業によって協同が成立すると言った[3]。

引用・参考文献

1）中口恵子（看護師）：摂食・嚥下障害患者へのチームアプローチ，看護技術，44（1），p.60-66，1998.

2）砂原伸行（作業療法士）：リハビリテーション専門病院における職種の情報交換とチームワーク，作業療法ジャーナル，27（4），p.251-253，1993.

3）Durkheim, E：De la division du travail social, 1893.＝井伊玄太郎訳，社会分業論（上），p.208，講談社学術文庫，1989.

研究者のひとりごと

　現場の医療従事者の声を基に，「チーム医療」について整理し，考察してみました。「チーム医療」に対するイメージはつかめましたか？　あなたの考える「チーム医療」はどの要素に近かったでしょうか？　あなたの働く場所での「チーム医療」はどのような地点にあると思いますか？

「チーム医療」の論理

　医療を対象とする社会学[注1]では，職種の異なる医療従事者同士の連携や協働といった関係性を論じたものが散見される。ただ，その多くは医療供給体制を，医師を頂点とした階層（ヒエラルキー）構造と捉え，連携や協働は理想論にすぎないと結論づける論調にあった。しかし，近年，医療供給体制や医療従事者同士の関係性についての再考が行われており，連携や協働についての実証的な研究も報告されている。本節では，医療従事者同士の連携や協働に関する，医療を対象にした社会学の概略を紹介する。

●●● 「専門職支配」仮説　　　　　　　●●●

　これまでの医療を対象にした社会学では，「専門職支配」仮説が有力であった。この見方は，医療専門職と患者，医師とそれ以外の医療職の関係性を，支配—被支配という観点から捉えたものである。すなわち，患者というのは医療に関して素人で，医療の専門家に統制されている存在で，医師というのは，医療においてさまざまな権限を持ち，医療の階層構造において頂点に位置し，看護師など他の医療従事者は医師に対して従属的地位にある，というものである。この見方の起源は，E. フリードソンが 1970 年に出した2 冊の本[1)2)]と考えられている。その後，この医療における「専門職支配」仮説は，医療を対象にする社会学研究において，他の見方を抑えて，圧倒的な支持を得てきた[3)]。

　フリードソンは，医師とそれ以外の医療従事者に関して，いくつかの興

味深い分析を行っているが，その一つに「制度化された専門技能の階層制」と概念づけられたものがある[4]。「制度化された専門技能の階層制」とは，下位の職種は職務上の地位に付随する権限に対してだけではなく，優れているとされる専門的知識や判断に対しても，従属的な関係性になるというものである。たとえば看護は，看護師が専門的知識と判断に基づいて行う領域であるが，この看護の領域であっても，他の専門職すなわち医師がヘゲモニー（指導権）を握っているという。理学療法士や作業療法士の専門領域である機能回復の領域も，同様である。端的にいって，すべての医療は，医師の指示の下に組織化された行為として行われており，ヘゲモニーはそれを専門的に行っている職種ではなく，医師にあるのだという。

　医療を対象とする社会学では，長らくこのような見方をとることで，医療における専門職支配を痛烈に批判してきた。

●●●●「チーム医療」へのまなざし ●●●

　フリードソンは，「医師が他の職種の人々との協同作業に積極的な関心を持つ必要がある」[5]と記し，協働するための条件も挙げている。それは，医師が仕事の大半を他の職種に委譲すること，医師とその他の医療従事者が完全に平等なチームとなって医療活動を行うことである。しかし，フリードソンはこうした条件が可能となることには完全に否定的で，医療従事者同士の協働は，「本質的にユートピア的」で，「実現不可能である」と言い切っている[6]。フリードソンは，医療における専門家（医師だけを指す）の支配を痛烈に批判してはいるが，その変革に関しては非常に悲観的な見方をとっていた。

　日本の医療を対象とする社会学においても，そうした見方は踏襲されている。立岩真也は，医療における連携に関する言及の中で，医療従事者の「チーム」や「ネットワーク」に対して「起こっている事態への自然な，あるいは誠実な対応ではある」と，一定の理解を示すのと同時に，懐疑を表明する[7]。彼によると「医療における連携」とは，第1に患者の持つ諸問題を医療従事

者や医療機関で囲い込み，第2に医療従事者の「良心」に頼るしくみで制度的規定がなく，第3に医療従事者のひとり相撲で患者不在のものだという[8]。

●●● 医療専門職の変化　　　　　●●●

アメリカでは医療環境の変貌に伴い，医療従事者の構成は，医療専門職（＝医師）の支配的地位からの凋落に集約される，大きな変化を遂げたことが指摘されている。L. ステインは，看護師の専門職化が進展し，医師—看護師関係は新たな段階に入ったという[9]。P. スターは，医療に行政や経営論理の介入が広く行われ，相対的に医師の地位が低下したという[10]。こうした変化は，医療における「専門職支配」仮説の揺らぎを意味している。

日本においても，医療を分析する際に，医師の「専門職支配」仮説だけでは不十分であることが指摘されている[11)注2]。確かにかつて医療における専門職は医師ただ一人であったかもしれない。また，医師以外の医療従事者の法律（保健師助産師看護師法，診療放射線技師法，理学療法士および作業療法士法など）には，業務の遂行に当たって「医師の指示」が必要であることが条文としてあったり，病院や診療所の長は医師であることが医療法で規定されたりしている。したがって，法的側面から見ると，医師以外の医療従事者は，専門家としての地位（＝専門職組織）においても，職務上の地位（＝官僚制組織）においても，医師に従属する立場になる，ということになっている[12]。さらに同一の種類であっても，職階があり一元的な指示命令系統があることは否めない。この構図は図18のようなピラミッド型で表せるだろう。しかし今日，看護師やコメディカルの役割の重要さが認められてきている。もはや医療において専門職といわれる職種を医師だけと捉えていては，医療を見渡すことは難しいといえる。実際，一人の患者に対しては，そのときどきの問題に応じてさまざまな医療従事者が関与してきており，医師だけではなく，さまざまな医療従事者の組み合わせの中で，今日の医療の総体が形づくられているのは，いまや広い範囲で周知のこと

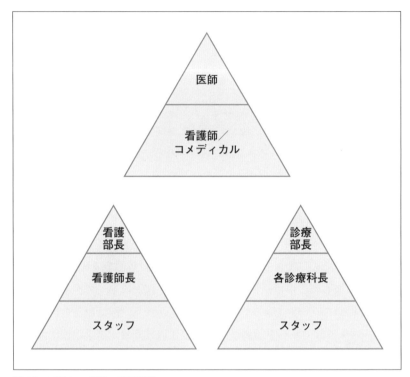

図18 ピラミッド型の階層構造

となっている。

●●●●「チーム医療」の捉え方 ●●●

　従来の医療体制や現行法を鑑みれば，医療従事者同士の対等性を確保するのは困難で，「チーム医療」に懐疑的な見方が出てくるのだろう。しかし，今日の医療状況や医療従事者の意識の変化の兆候を考慮に入れると，いちがいに「チーム医療」に悲観的な視線を送るのは早計であるといえよう。

　医療界では，むしろ医療体制や現行法上の問題を乗り越える概念として，「チーム医療」が提起されていると捉えることもできる。医療従事者によって「チーム医療」が論じられるとき，しばしば「チーム医療」の概念図が添付

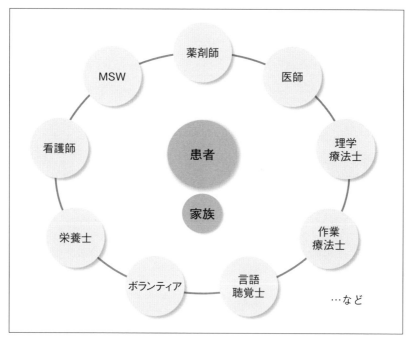

図 19 　患者を中心とした「チーム医療」

されるが，そこでは，患者を中心に各医療従事者が同心円上に並んでいる（**図 19**）。この図は，医療従事者同士が平等な関係性にあることを意味している。医療従事者たちは，ピラミッド型の階層構造のどこかに位置するのではなく，患者を中心に，平等な立場で，それぞれの専門性を発揮しながら，協働して，医療を行っていくことを願っている。さらに今日，患者や患者家族の役割の重要性が指摘され，医療従事者と同一線上に位置づけられたりしている（**図 20**）。

　ならば，「チーム医療」をすぐさま実現不可能な理想論として議論の対象外に置くのではなく，医療従事者同士の関係性の一つのモデルとして，正面から取り組んでいく作業を行うことも，無益なことではないだろう。

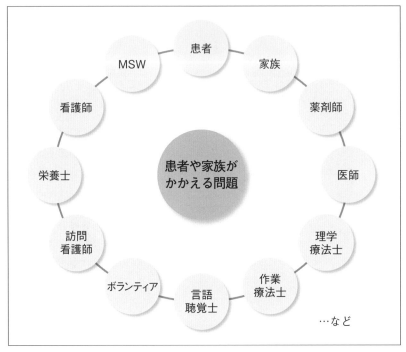

図20 患者・家族も参加する「チーム医療」

●●●●「チーム医療」の論理　　　　　　　　●●●

　近年では，医療従事者の連携や協働に関するいくつかの社会学研究も出
されている。ニュージーランドの医療社会学者 A. オピーは，医師，看護師，
理学療法士へのヒアリングや，病院でのフィールドワークを基に，「チーム
ワーク」を「知識に基づいた仕事（knowledge-based work）」と捉える見方を
提示している[13]。このとき，「知識」とは，合理的判断や経験的結果を提示
している，事実や考えについての組織化された言明で，体系化された形式
をとるコミュニケーション媒体を通して他者に伝達されるものである。

　さらにオピーは，医療において効果的なチームワークが可能になるため
には，異なる原理に立脚する「知識」を持つ者同士の「討議（discourse）」が

条件となることを示した。異なる原理に立脚する者同士が「討議」することによって、それぞれの見方の差異が発見され、それを埋めていこうとすることが最適な医療を提供する基盤になるという。

　この見方は、我々が「チーム医療」について分析する際に示唆を与えてくれる。ただ、我々が「チーム医療」を理解しようとするときには、組織化されていて、体系的なコミュニケーション媒体で伝達される「知識」だけでなく、未組織なままで、インフォーマルに伝達される「情報」にも注意を向けるべきと考えられる[注3]。

　たとえば、在宅医療で、あるヘルパーが、患者の様子がどうもいつもと違うと感じ、そのことを主治医に電話で伝えた。主治医はこのヘルパーの観察を尊重し、患者の元を訪れたため、病状変化の早期発見ができた。このヘルパーは、患者の様子の違いがどのような病状の変化の帰結なのか知識として知っていたわけではないが、どうもおかしいと感じ、フォーマルな報告書を書くより前にインフォーマルな手段で即座に主治医に連絡した。このことによって、患者の利益になる対応が可能になったのである。こうした連携が「チーム医療」の実践といわれるものである。ここで決定的に重要だったのは、フォーマルに伝達される「知識」ではなくて、インフォーマルに伝達される「情報」だった。

　医療の現場では、医療従事者、患者、患者家族それぞれが、公式の普遍性を備えた「知識」と、自分が生きている中でその場そのときによって得てきた「情報」とを持って存在している。医療従事者の間でも、医師、看護師、理学療法士、作業療法士は、職種によってそれぞれ異なる「知識」と「情報」を有している。「知識」に関しては同じ職種同士では比較的統一化されているが、「情報」に関しては多様性の幅は広い。

　「チーム医療」を実践していくこととは、異なる「知識」と「情報」を持つ者同士が、その「知識」と「情報」に基づいて、フォーマルであれ、インフォーマルであれ、自由にコミュニケートし合う中で最適な医療を見つけていく営為と考えられる。

注

注1）医療社会学には，「医療を対象とする社会学 sociology of medicine」と「医療に内在する社会学 sociology in medicine」という2つの伝統的な立場がある。「医療を対象とする社会学」は社会学の理論的な伝統を踏まえて医療現象を説明しようとするものであり，「医療に内在する社会学」は社会学の理論にはこだわらずに，医療における諸問題にアプローチするものである[14]。この2つの社会学の対立や融合についての議論は多い[15][16]。このようにタイプ分けすることの是非も問われているが，医療社会学の蓄積を把握する上で，一定の意義を持っている。

注2）こうした問題提起においては，そもそも日本の医師が，欧米で「プロフェッション」という概念で特徴づけられている職能集団と呼べるかという点に関する疑問も含まれている。

注3）産業組織論の今井賢一と情報学の金子郁容は，「上層の情報」と「場面情報」という概念を創出し，後者の重要性を指摘している[17]。「上層の情報」というのは，企業の上層部が経営や製造の方針を立てるときに依拠するもので，現場の労働者には知らされない「情報」である。一方，「場面情報」というのは，現場で働いている者があらゆる工夫でつかみ取るその場そのときで生まれる「情報」である。この「場面情報」という意味での「情報」が，「チーム医療」では公式の「知識」とともに重要と考えられているのではないか。

引用・参考文献

1）Freidson, E.：Profession of Medicine；A Study of the Sociology of Applied Knowledge, University of Chicago Press, 1970.

2）Freidson, E.：Professional Dominance；The Social Structure of Medical Care, Atherton Press, Inc., 1970.（進藤雄三，宝月誠訳：医療と専門家支配，恒星社厚生閣，1992.）

3）Fox, R.：Reflection and Opportunities in the Sociology of Medicine, Journal of Health and Social Behavior, 26, p.7, 1985.

4）前掲書2），p.135.

5）前掲書2），p.211.

6）前掲書2），p.158.

7）立岩真也：医療に介入する社会学・序説，病と医療の社会学，岩波書店, p.93

-108, 1996.

8）前掲書 7），p.100-101.

9）Stein, L.I. et al.：The Doctor-Nurse Game Revised, The New England Journal of Medicine, 322（8），p.546-549, 1991.

10）Starr, P.：The Social Transformation of American Medicine, Basic Books, p.446, 1982.

11）市野川容孝：医療プロフェッション，生命倫理とは何か，平凡社，p.22-29, 2002.

12）細田満和子：医療における患者と諸従事者への視座―「チーム医療」の社会学・序説，ソシオロゴス，24，p.79-95，2000.

13）Opie, A.：Thinking Teams/Thinking Clients, Columbia University Press, 2000.

14）Straus, R.：The Nature and Status of Medical Sociology, American Sociological Review, No.22, p.200-203, 1957.

15）Freeman, H. and Levine, S. and Reeder, L.G.：Handbook of medical Sociology, 2nd ed., Prentice-Hall, 1972.

16）園田恭一：保健・医療社会学の対象と方法，保健・医療社会学の成果と課題，垣内出版，p.11-52，p.47，1977.

17）今井賢一，金子郁容：ネットワーク組織論，岩波書店，1988.

研究者のひとりごと

社会学においては，長年，医師や看護師やコメディカルなど，医療従事者同士の協働や連携に関して，実現不可能なものとしてみる見方が大部分を占めてきました。それは，患者と医療者との協働や連携に関しても同様です。もちろん，このような見方で批判することによる利益もあると思いますが，見落としてしまう現実もあると思います。

健康はみんなで守る
―─パブリックヘルスの視点

●●● 健康の社会的決定論 ●●●

　命や健康が，人種や所得や学歴などといったいわゆる社会的な要因によって異なるということは，公衆衛生学の分野では「健康の社会的決定論」といわれている。これはロンドン大学の M. マルモ（1945）が提唱したものである。

　たとえばレソトというアフリカ南部の国の 15 歳の少年が 60 歳まで生きる確率は 10％で，スウェーデンの 15 歳の少年が 60 歳まで生きる確率は 91％である。この違いがどこから生じるかというと社会状況からである。レソトとスウェーデンでは，教育，労働環境，住環境，食生活などがまったく違い，そうしたことがいのちの長さの違いを生んでいるというのだ。

　また，同じ国の中でも，たとえばアメリカのワシントン DC のダウンタウンでは平均余命が 57 歳であるが，郊外に行くと平均余命は 77 歳になる。それはどうしてか。ダウンタウンの人口の多くは貧しいアフリカ系アメリカ人で，郊外は非アフリカ系アメリカ人で裕福な人たちが住んでいるからである。人種と収入がまったく違うことが，この 20 歳もの寿命の差を生んでいるのである。

　人々の健康は，個人のライフスタイル，地域社会のネットワーク，生活状況一般の影響を受ける。それらは食生活，教育背景，学歴，医療情報へのアクセス，ヘルスリテラシー（健康に関する知識や情報を判断する能力），

労働環境，就労の有無，衛生状態，医療ケアサービスの制度，健康保険の有無，住環境，家族関係，社会関係などさまざまなものがある。すなわち生き方から，個人を取り巻く社会経済状況，文化，環境まで，あらゆる社会的な要因が，ある個人の健康に大きな影響を与えているのだ。

●●● 学際的なアプローチ ●●●

そこで，健康に関する学問は，必然的に学際的になってくる。たとえば「パブリックヘルス」という学問領域がある。「パブリックヘルス」は，日本語では「公衆衛生」と訳されているが，「公衆衛生」という語感から得られる印象よりも，広い領域をカバーした学問体系を持っている[1]。

たとえばハーバード公衆衛生大学院（パブリックヘルス・スクール）には，生物統計，環境衛生，疫学，遺伝子・複合病，国際保健，医療政策マネジメント，免疫・伝染病，栄養，社会・人間発達・健康という9つの学部がある。そこには生物統計学や疫学の専門家はもちろん，政治学，経済学，法学，社会学，心理学，行動学，哲学，生命倫理学，教育学などの専門家がいる。健康は社会のあらゆる要素に影響を受けるのだから，学際的（Interdisciplinary）にアプローチすることが大切だと考えられているからである。

人々の健康を守るために，医療や福祉の従事者だけでなく，法律や経済，社会学や哲学の専門家が連携する。これも広義の意味の「チーム医療」となるだろう。

●●● 健康の社会的決定要因 ●●●

世界保健機関（WHO）は，健康とは単に病気がないという状態ではなく，身体的・精神的・社会的に健全な状態であると憲章の中で定義している[2]。栄養バランスが取れた食事，良質の睡眠，適度な運動は健康にとって大切だが，同時に，貧困でないこと，失業していないこと，住む場所があること，他者と良好な人間関係を保っていることなども健康と大きくかかわっている。体と心が健全な状態にあり，良好な人間関係の下で安定した社会生活を送

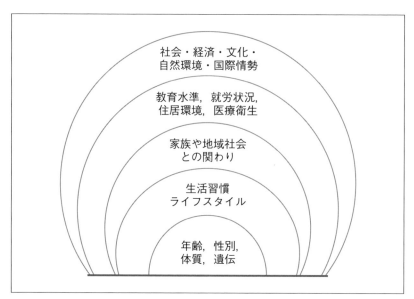

図 21 健康の社会的決定要因（健康のレインボー・モデル）
［Dahlgren G. Whitehead M.：Policies and strategies to promote social equity in health. Institute for Future Studies, Stockholm（Mimeo）．より，筆者が一部改変］

ることで，人は健康な状態になれるのだ。このように社会活動のすべてが人々の健康，すなわちパブリックヘルス（＝公衆衛生）につながっていることを，健康の社会的決定要因（Social determinants of health；SDH）という[3]。

　ダールグレンとホワイトヘッドは，健康を決定しているさまざまな社会的要因は虹のように層をなしているとして，健康のレインボー・モデルを打ち出した[4]。ここでは，筆者がオリジナルを若干簡略化して翻訳した図を提示する（**図 21**）。中心部は，性別や年齢や遺伝などで，基本的に生まれた時から備わっているものである。次はライフスタイルや生活習慣などで，その周りに家族や地域社会，次に教育水準，就労状況，住居環境，医療制度や衛生状態などが位置する。一番外側は，政治や経済，国際情勢などである。これらさまざまな社会的な要素が人々の健康に影響を与えている。そして，家族や友人や仕事仲間などといった他者との関係性もそこに加え

られる[5]。

　多くの研究者による長年の調査の結果，学歴，所得，人種・民族，住んでいる場所，働いている職種などの社会経済的地位（Social Economic Status；SES）によって，人の健康（平均余命や慢性疾患の有病率など）に差が出てくることが明らかになり，これは健康格差といわれている。健康格差をなくすことは公衆衛生の目標であり，世界中で自然環境が守られ，平和が維持され，経済活動が安定して雇用や教育機会があり，医療が整備され，良好な人間関係が営まれることでみんなが平等に健康となる。

　地球に住む人々全体の健康に関して，近年，地球の健康（Planetary Health）という概念も提起されている[6]。水や空気などの自然環境が人々の健康に大きな影響を与えることは，主に1960年代から70年代にかけて問題になった四大公害（水俣病，新潟水俣病，イタイイタイ病，四日市ぜんそく）に代表される公害病を経験している日本の人々にとっては当然かもしれないが，今，世界が地球環境の変化とその健康への影響を理解し，健康と環境を守っていこうという動きに向かっている。今ならまだ，地球の環境を守っていくことができるかもしれない。手遅れにならないうちに行動していくことが求められる。

引用・参考文献

1）細田満和子：パブリックヘルス　市民が変える医療社会―アメリカ医療改革の現場から，明石書店，2012.

2）WHO：Constitution. 1946. <https://www.who.int/about/governance/constitution>

3）Kawachi, I., et al.：The health of nations: why inequality is harmful to your health. New Press. 2002.

4）Dahlgren, G., Whitehead, M.：Policies and strategies to promote social equity in health. Institute for Future Studies. Stockholm（Mimeo）. 1991.

5）細田満和子：脳卒中を生きる意味　病いと障害の社会学. 青海社，2006.

6）Planetary Health Alliance. <https://www.planetaryhealthalliance.org/>

研究者のひとりごと

　ここでは「チーム医療」の概念を，一般に考えられているよりもかなり広げすぎてしまったかもしれません。しかし，人々の健康を守るためには医療の枠の中だけでなく，さまざまな立場にいる人々の協力が重要だということを理解していただけたと思います。

第 5 章

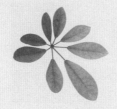

チーム・アプローチで
デザインする
これからの医療ケア

＊［第1節「チーム医療」の拡がり］［第3節「チーム医療」の条件］は
　文部科学省科学研究費補助金による研究成果の一部である。

「チーム医療」の拡がり

今日さまざまな要因によって，医療ケアの場所の比重が病院から地域へ移りつつある。そうした要因には，高齢化という社会状況，病院でなく住み慣れた地域で暮らしたいという患者のニーズ，生活の質を重視した医療をめざす医療従事者が増えてきたことなどが挙げられる。それに伴い，「チーム医療」についての人々の認識も変化してきている。病院内だけでなく地域，限られた時間だけでなく 24 時間 365 日，医療だけでなく福祉・介護もというように，地理的，時間的，概念的に「チーム医療」は拡がりを見せている。

ここでは，医療従事者間の連携だけでなく，病院と地域との連携，さらには福祉までも射程に入れた連携や協働という「チーム医療」の拡がりを概観してみる。

●●● 病院と地域の連携　　　　　　　　　　　●●●

地域が医療の場として注目されてきた背景の一つには，1992（平成 4）年の医療法一部改正によって，病院や診療所などの施設だけでなく，医療を受ける者の居宅が，医療提供の場として法的に位置づけられたことが指摘される[注1]。そのほかにも，従来はほとんど病院でしか提供されなかった人工呼吸器管理などの高度医療や，がんなどのターミナル期の医療が在宅においても可能になったこと，度重なる診療報酬制度の改変に伴い長期入院が困難になったことなども背景としてある。医療を受ける側は，自発的にせよ強制的にせよ，病院から在宅へという移行の波の渦中にあり，医療従

事者の側もその流れの影響を受けている。そうした流れのなかで，日本の医療は従来の「病院完結型」から，医療・介護・予防・生活支援が住み慣れた地域で包括的に確保される「地域包括ケアシステム」へとシフトしてきた。同システムについては第 6 章で詳しく解説する。

　病院とともに地域が医療の場になり，医療従事者が，地域においても医療の受け手に漏れのない医療ケアを提供しようとするとき，病院と地域との連携が必要という発想が生まれてくる。

　いくつかの文献や医療従事者からのヒアリングによると，病院と地域の連携といったときには，病院の医療従事者と地域の医療従事者が連携することと，病院や診療所や保健所といった施設が連携することの 2 つの水準があることがわかった。以下，それぞれを見ていく。

●●● 医療従事者同士の連携　　　　　　　●●●

　まず，医療従事者同士の連携では，病院医師と地域の診療所の医師との連携，病院看護師と訪問看護師や保健師との連携，病院薬剤部の薬剤師と地域薬局の薬剤師の連携などが，構想されたり実践されたりしている。

　病院医師と地域の医師との連携では，病院では専門的な治療が行われ，診療所では患者の生活に密接にかかわる医療が行われることが前提になっている。そして診療所の医師は，「かかりつけ医」という役割を持ち，診療所では対応できない事態が生じた場合に，病院にアドバイスを求めたり，専門外来を紹介したりするという形が構想されている。病院医師もまた，状態の安定している患者を逆紹介したり，「かかりつけ医」に相談したり，場合によっては病院で開催される症例検討会や研究会に地域の診療所の医師を招くことなどが提起されている[1]。こうした病院医師と地域の医師の相互協力体制は，「病診連携」と呼ばれることもあり，適切で効率的な医療が可能になるという。

　病院看護師と訪問看護師や保健師との連携は，地域で在宅医療を受けながら暮らす人々の日常的なケアや，緊急時の対応の際に必要だという[2]。日常生活の広範な援助が必要である高齢者，ターミナル期に退院して在宅

生活を希望する患者や家族，難病などで在宅医療を受けている患者は，状態が変化しやすい。いつ状態が悪くなってもすぐ対応できるために，場合によっては病院に受診したり入院したりできるために，看護職間の連携が求められているという。この時中心的な役割を担う看護師を「主治看護婦（ママ）」と呼ぶことも提起されている。そうした看護職の連携は，患者が「安心して在宅で生活できる」ことを可能にするという。

　病院薬剤部薬剤師と地域の薬局薬剤師の連携では，薬局薬剤師は「かかりつけ薬局」という役割を持ち，薬歴を取ることが求められている。複数の病院や診療所を受診し，それぞれから薬を処方されている人の場合，薬歴は薬剤の相互作用をチェックするために重要である[3]。市販薬を服薬している場合はなおさらである。地域の「かかりつけ薬局」が，すべての処方薬や市販薬を含めた薬歴を管理することによって，薬同士の組み合わせで投与禁忌となる薬が処方されたり，類似薬が二重に処方されたり，患者本人が不要な市販薬を買ったりすることが回避され得るという[注2]。

　「これから多くの病院で院外処方の発行が進むことであろうが，そのためには地域とのチーム医療が不可欠であると思う」[3]

　このように，病院と地域の医療従事者同士の連携が構想され，また実践されている。上に挙げたほかにも，病院医師と訪問看護師，病院薬剤師と診療所医師など，組み合わせはたくさんあるだろう。さらに病院や保健所，訪問看護ステーション，介護事業所などに所属する社会福祉士（ソーシャルワーカー），介護福祉士，ヘルパー，理学療法士，作業療法士などの医療・福祉従事者も，この連携の際の登場人物になってこよう。必要に応じて，こうした諸従事者が連携することが，「チーム医療」として望まれている。

●●●● 施設同士の連携　　　　　　　　　　　　●●●

　次に，医療施設や医療機関同士の連携では，病院・診療所，特別養護老

人ホーム，介護老人保健施設，訪問看護ステーション，地域の薬局，保健所・保健センター，社会福祉協議会，児童相談所などの組み合わせが構想され，実践されている。

　「医療機関（特に病院）は，1つの病院だけで治療し終えるのではなく，ほかの医療機関や福祉施設，そのほかにも訪問看護，地域との連携などが必要となるであろう」[4]

　施設同士あるいは機関同士の連携といっても，具体的場面では，施設に所属する医療従事者同士の連携が基礎になるようだが，たとえば病院の持っている MRI などの特殊機器を診療所と共同利用することや，病院で得られた医療情報を地域の薬剤師会のファクス網を利用して薬局と共有することなどが，施設や機関同士の連携として挙げられている[5][6]。

　また，施設や機関同士の連携といわれる際には，医療従事者個々人の意識や実践を超えて，施設全体または制度としての連携が構想されていることがある。そこに保健所・保健センターや社会福祉協議会など福祉の施設や機関との連携が加わることもある。そうした場合，もはや連携は医療にとどまらず，「チーム医療」という言葉では覆いきれなくなってくるので，「チーム・アプローチ」という言葉が用いられるようになっている。

●●● 連携の困難と「チーム医療」の可能性

　医療従事者個人や施設や機関を主体とした，病院と地域の連携が必要と考えられ，その形が構想され，実践されている中で，そうした連携の難しさも指摘されている。たとえば，ある人の在宅医療において，その人の医療を担う者たちがすべて集まって，医療提供に関して話し合うことが望ましいと考えられているが，実際にそのような機会を持つことは難しいという。

　「本来組織が異なる診療所・病院・訪問看護ステーション・保健所が一同

（ママ）に会するのは困難をきわめます。今後，遠隔情報システム（テレビ電話）の積極的利用などの手法の開発とともに，行政による連繋への制度的・財政的バックアップがのぞまれます」[7]

　患者が病院に入院している間であれば，その人にかかわる医療従事者はほとんどが病院に所属しているので，カンファレンスなどで集まり，話し合うことは比較的容易である。しかし，在宅医療では，診療所の医師，訪問看護ステーションの看護師，介護事業所に所属する介護福祉士やヘルパー，保健所の保健師や理学療法士など，さまざまな施設や機関に所属する医療や福祉の諸従事者が，ひとりの人にかかわってくる。彼らは，勤務時間も勤務体系も報酬体系もそれぞれに異なっている。これらの従事者が，勤務時間内に，仕事として同じ場所に集まって話し合いをすることは，確かに非常に困難であろう。上記の引用にもあるように，このような連携のためには，情報流通の道具や何らかの下支えとなる制度が必要であろう。

　また，利用者には便利な医療や福祉の従事者の連携が，制度に反してしまうこともある。ある診療所の医師は，戸外での移動が困難で軽い認知症もある一人暮らしの高齢者を往診していた。薬を処方する際には，直接薬局にその処方内容を連絡して，薬剤師に患者宅に薬を届けてもらうようにしていた。しかし，今日の日本の医薬分業という制度の下では，患者が自由に薬局を選択することになっているので，この医師と薬剤師のしていることは，制度に反した逸脱行為となってしまう。ところがこの患者本人が処方せんを薬局に持っていき，薬を買ってくることは不可能に近い。家族は遠くに住んでいるので，家族にそれを頼むことにも無理がある。したがって患者の置かれている状況を鑑みると，この診療所医師と薬局薬剤師の連携は必要なことで，制度に反していると非難することはできないのではないかと思われる。

　病院と地域との連携，さまざまな職種の医療従事者同士の連携は，患者の利益のために必要だと考えられていながら，制度としては未整備で，実

現が困難だったり，場合によっては制度がむしろ連携を妨げるようなものになったりしているのが現状だという。「チーム医療」が本当に必要なものであれば，その必要性を声高に言うよりも，それが促進されるような制度的基盤をつくっていくべきなのであろう。そのような努力は一部の医療従事者によって行われているが，全体を望ましいとされる方向に推進するためには，まだ不十分と言わざるを得ない。

注

注1）医療法第一条の二では，医療提供の理念が以下のように記されている。「医療は，国民自らの健康の保持増進のための努力を基礎として，医療を受ける者の意向を十分に尊重し，病院，診療所，介護老人保健施設，調剤を実施する薬局その他の医療を提供する施設（以下「医療提供施設」という。），医療を受ける者の居宅等において，医療提供施設の機能（以下「医療機能」という。）に応じ効率的に，かつ，福祉サービスその他の関連するサービスとの有機的な連携を図りつつ提供されなければならない。」[8]

注2）こうしたしくみは「面分業」といわれている。「面分業」に関しては以下のような説明がある。「地域のかかりつけ薬局が複数の病院・診療所の処方せんを応需し，大衆薬を含めた薬歴管理，丁寧な服薬指導を行う体制，いわゆる"面分業"が理想的である」[9]

引用・参考文献

1）本田哲三（医師）：在宅医療における病診連携のあり方―在宅リハビリ事業の経験から，治療，80（8），p.24-28，1998.

2）井上倫（看護師），他：看護婦の役割，治療，80（8），p.33-35，1998.

3）牛嶋英二（薬剤師）：地域とのチーム医療，新薬と治療，45（7），p.35，1995.

4）鳥飼香（看護師）：総合精神保健システムを目指して―総合的チーム医療の構築，ナースデータ，19（9），p.5-9，1998.

5）前掲書1）.

6）前掲書3）.

7）前掲書1），p.28.

8）医療六法（平成23年版），中央法規，p.4，2011.

9）厚生労働統計協会：国民衛生の動向，58（9），p.250，2011.

「チーム医療」の中の患者・家族

　今日，患者や家族も「チーム医療」を実践する上で重要な役割を期待されている。しかし，筆者が「チーム医療」についての調査研究を始めた1990年代末頃までは，患者や家族もチームを構成するメンバーだと考える認識は，あまり一般的ではなかった。筆者独自のヒアリング調査や雑誌論文精読の中でも，「患者本位から患者中心へ」という認識もないわけではなかったが，多くの場合，患者や家族はチームの中心にいるものの，受動的に医療を受ける存在として考えられていた。ただし，筆者はかねてから「チーム医療」に患者や患者家族が参画することの重要性を指摘してきた。

　「今後の課題は，医療従事者にとっても，更にそうしたものを研究する筆者にとっても，『チーム医療』という認識と実践の中に患者をどのように位置付けてゆくかということになろう。（中略）**患者もチームに加えることで，『チーム医療』に対する認識と実践はより複雑で多様になるだろう」**[1]

　近年，患者や家族も医療提供者からの医療を受けるという立場から，医療に積極的に関わっていこうとする立場に変わってきたように思える。患者や家族などが参画する「チーム医療」はより複雑で多様なものになるから，「チーム医療」の認識と実践を整理する重要性はますます高まってゆくだろう，とかつて書いたのだが，まさに今，その作業が必要だと思う。そこで本節では，患者や家族がチームの一員として医療に参画しようとしている

実践を見ていく。

●●● 患者の「チーム医療」への参加　　　　　　●●●

　筆者はかねてより患者と呼ばれる人々へのヒアリングを行ったり，患者会の例会や旅行などに参加させていただいたりしてきた。そうしたとき，患者自身が参加してこそ「チーム医療」が可能になっていると捉えられる実例をいくつも見てきた。ここではその一端を見てみようと思う。

　脳卒中で片麻痺になった人々は，突然の身体の変化に大きな衝撃を受ける。それまで特に意識するまでもなく自由に動いていた手足が動かなくなる，言葉が発せられなくなるなどの後遺症に悩まされ，時には自殺を思いつめるまでの苦悩を感じるようになる。しかしリハビリを行うことで，やがて少しずつ新しい身体に慣れてゆき，歩けるようになったり，利き腕交換をしたり，意思疎通が可能になったりする。ここに至るまでには，さまざまな医療従事者の働きかけや家族の励ましがあるが，何よりも本人が，歩けるようになりたい，よくなりたいという気持ちを持ち，そのために努力をすることが不可欠である[2]。

　装具のはめ方や，杖の持ち方，歩くときの身体の動かし方などは，理学療法士が教えてくれる。しかし，言われたことを理解したとしても，実行することはそう簡単ではない。杖は麻痺していないほうの手で持ち，一歩進むときにはまず杖を，次に麻痺側の足を前に出す。それから麻痺していない側の足を前に出す。この一連の動きを連続してスムーズに行うことで，歩けるという成果が達成できる。そこに到達するまでには，何度も失敗を繰り返しては再び挑戦するといった，患者本人の闘いにも似た試行錯誤の積み重ねがある。この試行錯誤を経て，患者は自分自身のものとは思われなくなった身体を取り戻しているのだ。

　これは麻痺した足で歩けるようになるという目標を医療従事者も患者も共に持ち，その目標達成のために，患者がチームの一員として医療に参加するからこそ可能になるということができる。リハビリテーション医療は，

医師，看護師，理学療法士，作業療法士，言語聴覚士など，さまざまな職種が連携する「チーム医療」が実践される典型的な領域であるが，同時に患者の参加で成り立つ医療の典型でもあるといえよう。

　また，患者が主体的に参加することで，医療の在り方を変えようとしている例もある[注1]。診断法も治療法もない神経系の病気を 20 年以上患っているある患者は，同病者や家族や支援者へ協力を呼びかけて患者会を設立した。そしてその病気に関する海外の最新の研究を日本語に訳したり，その病気を紹介するアメリカの映画を翻訳して上映会を各地で開いたりして，病気の理解を広めようとしている。さらに病名が誤解や偏見を誘発するものであるという理由から，歴史的経緯と最新の知見を根拠に，変えてほしいと提案したりもしている[注2]。

　この患者も当初は，診断法も治療法もない病気にかかったことを嘆いて状況を受け入れるだけだと思っていたが，あるとき，今自分が声をあげなくてはならないと思い立った。そして，患者の立場から医療従事者や一般の人々に病気への理解を促し，病気に関する研究を促進したり，社会サービスが受けられるような働きかけを始めたりした。

　これも，患者が医療の受け手としてだけでなく，チームの一員として参画していこうとする傾向の表れである。患者の力によって病名変更や診断法や治療法の開発などの医療の在り方を変化させる可能性を示唆している。

●●●患者が陥る「チーム医療」の落とし穴　　●●●

　一方で，「チーム医療」なのだからといって，たくさんの医療従事者に囲まれて，患者は自分の健康や受ける医療について自ら知る努力を怠るようになることもあるという。こうなると，その患者は医療従事者任せになってしまい，医療に要求ばかりをしてしまうようになる。これでは「医療の消費者」になってしまうだけで，医療従事者はその過剰な要求に応える時間も手間もなく疲弊していく危険性もある[3]。

　また，それとは逆に，自分はチームの中心なのだという意識が強すぎると，

医療従事者が専門性に基づいた医療ケアを行っている場合であっても，それが自分の意向と合わないと否定したり，協力しないようになったりすることもある。患者がチームの中心であるのは確かだが，このような患者の態度はチームを振り回すようなことになる危険もあり，「チーム医療」に齟齬が生じてしまう。

　患者が「チーム医療」に参加するときは，医療者にすべてをお任せするという意識も，患者だけが中心であるという意識も捨てる必要があるだろう。患者も，他の医療従事者同様に共通の目標を持って，それを達成するチームの一員として医療に参加するという認識を持つことが重要である。

●●● 先輩患者の「チーム医療」への参加　　　●●●

　先輩患者も，「チーム医療」において重要な役割を持つと考えられる。それを教えてくれたのは，これまでに出会った脳卒中サバイバーの人々であった。

　多くの患者会では先輩のサバイバーが，新しく脳卒中になった人々に後遺症を持ちながらの生活のアドバイスをしたり，互いにリハビリのコツを披露し合ったりしていた。あるサバイバーは，自分の住んでいる地域の具体的な福祉サービスや施設の案内，日常生活の工夫，患者会の案内などが書かれた冊子を作っている[4]。そして，この冊子をたくさん印刷して，新たに脳卒中になった人々への配布活動を行っている。また，この方はリハビリテーションに関する冊子も作り，身体のリハビリだけでなく心のリハビリを促し，障害があっても自立や自己実現の可能性を追求できることを訴えている[5]。

　こうした患者会や先輩患者の活動は，自らの患者としての経験を少しでも役に立ててほしいという気持ちから生じている。そして実際に先輩患者の話を聞いて，後輩患者はよいアドバイスを得られたとか，自分の将来の姿が思い描けるようになって不安が軽減されたという感想を持っている。これは，ピアサポート（仲間による支援）といわれている。患者会や先輩患

者も「チーム医療」の重要な参加者なのである。

●●● 家族の「チーム医療」への参加　　　　●●●

　家族が医療のチームにメンバーとして参加している光景も，今日しばしば見かけるようになってきている。特に，病気や障害を持つ子どもの医療や在宅での医療の現場で，この傾向は顕著である。

　ここでは，重い障害を持つ子の母である亀井智泉氏が，自らの経験をもとに示した「チーム医療」における家族の役割についての論考を紹介したい[6]。亀井氏の長女は，周産期のトラブルから胎便吸引症候群による低酸素性虚血性脳症になり，臨床的には脳死のまま4年の月日を生き抜いた。亀井氏はそんな長女に寄り添い，たくさんの時間を病院で過ごし，多くの医療従事者に接してきた。

　亀井氏は自らの著書の中で，筆者の「チーム医療」の4つの要素を巧みに援用し，病院でのご自身の経験を分析している。たとえば，「専門性志向」として，親の専門性を「子どもを愛して，子どもの力を信じて，祈ること」と考える。そして，「親の視点からの『気づき』」が「チーム医療」の中に取り込まれたことを「幸せ」なことだったと述懐する。

　「私たちは長女のベッドサイドにノートを置き，面会中に気づいたことや長女の状態を毎日記録していました。スタッフの側からも同様に，日勤・準夜勤務・深夜勤務それぞれの受け持ち看護師さんが勤務中の長女の様子を書いてくれました。主治医の先生も検査結果やそれによる治療，例えば点滴でどんな薬を投与するとか，薬は飲みきりでおしまいにしていいとか，記入して下さいました。これが『情報の共有化』につながったのは言うまでもありません。また，ケアや治療の面で必要な情報の共有だけではなく，『新しいお洋服かわいい！』とか『点滴が取れてよかったね！』といった気持ちをも親もスタッフもこまめに書き込むことで，お互いの気持ちが伝わり，相互理解が進み，平たく言えばチームのみんなが仲良くなれたと思いま

す」[7]

●●● 家族が陥る「チーム医療」の落とし穴　　●●●

さらに亀井氏は、親として自らが陥った「チーム医療」の落とし穴についても著書の中で率直に述べている。

「親がチームの中で主体性を持つのはとてもいいことですし、必要なことですが、チームのほかのメンバーの主体性、専門性までを押しつぶし、発揮できないようにしてしまっては、チーム医療の四要素のうち『協働志向』や『専門性志向』が縮んでしまいます。つまり、チーム医療が成り立たなくなってしまうのです。それは、チームの真ん中にいる子どもにとって、とても不幸なことです」[8]

亀井氏は、親が我が子にできるだけのことをして欲しいという思いから、「権利意識に凝り固まり、理不尽とも言える自己主張ばかりする」ようになりがちであることを指摘する。そして、これを「『患者志向』一本槍」であったと反省する。

ここまで自分を客観視できる亀井氏の知性と寛容性には感銘を受けるしかないが、これは家族が「チーム医療」に参画する際の重要な心構えを指し示していると思う。もちろん医療従事者の中には、家族が不満や理不尽な要求をする背景には、深い悲しみ、先が見えない不安、少しでも希望があればそれにすがりたい切ない気持ちが隠れていることを知っている者もいるだろう。しかし、そのように考えられるには、医療従事者自身が相当成熟している必要がある。だから多くの場合、家族が「『患者志向』一本槍」の態度を示すようなとき、医療従事者はその家族と共に「協働志向」を目指すことは無理だと思ってしまう。これは、患者にとって不幸なことである。

●●●● よりよい家族の「チーム医療」への参加　　　●●●

　家族もまた，共に医療に参加するチームの一員であるという自覚を持つことで，よりよい医療が可能になる。重い障害を持った子どもの家族としてこのように確信する亀井氏は，他の多くの家族にこのことを知ってもらいたいと考えている。

　「子どもを囲む大人たちみんなでつくるチームの中で，自分はどんな役割を担い，どんな責任を負うのか，それをチームのほかのメンバーに向けて明示しておかねばなりません。子どもを育てるのは親である私たちです。高度医療の助けなしには生きられない子どもであっても，そのたましい，心をどう育てるかは，親の私たちが考え，道筋を設計していかねばならないのです。その育ちについては私たち親が主任者であることを，そしてどんな方針で子育てしたいと思っているのかを，チームの中に示し，チームのほかの人たちがその仕事について余計な負担感を持たなくてもいいようにしていけたらいいと思います。と同時に，子育てという大切な仕事に関してどんなかたちで協力してもらえるのかも，折に触れチームの人たちとわかり合っておくとよいと思います」[9]

　「チーム医療」を深く理解し，自ら実践し，広めていこうとしている一組の家族の姿に，後に続く多くの家族を見た思いがした。

注

注1）「チーム医療」への参画を示唆する患者の動きについては，細田満和子著『パブリックヘルス　市民が変える医療社会──アメリカ医療改革の現場から』（明石書店）p.166-170 を参照されたい。
注2）詳しくは，細田満和子著『グローカル共生社会へのヒント　いのちと健康を守る世界の現場から』（星槎大学出版会）p.94-106 を参照されたい。

引用・参考文献

1）細田満和子：「チーム医療」とは何か―それぞれの医療従事者の視点から，保健医療社会学会論集，12，p.88-101，2001．

2）細田満和子：脳卒中を生きる意味―病いと障害の社会学，青海社，2006．

3）真々田弘：誰が医療を守るのか―「崩壊」の現場とポリオの記録から，新日本出版社，2010．

4）金沢区中途障害者連絡会：脳卒中後後遺症の方へ　自立へのみちしるべ，金沢区役所，2005．

5）ライブアップ金沢：先輩からのアドバイス　リハビリのみちしるべ，金沢区中途障害者連絡会，2007．

6）亀井智泉：重い障害を持つ赤ちゃんの子育て―陽だまりの病室で2，メディカ出版，2008．

7）前掲書6），p.117．

8）前掲書6），p.124-125．

9）前掲書6），p.126．

「チーム医療」の条件

これまで，病院だけでなく地域も含み，医療従事者だけでなく介護職や福祉職，さらには患者や家族も含めた「チーム医療」はどのようにして実践されているのかを見てきた。そして，「チーム医療」を実践している当事者の声を基に，「チーム医療」を形づくる要素を「専門性志向」「患者志向」「職種構成志向」「協働志向」として4つ抽出し，それぞれの要素が，相対立し相補的な関係にあることを分析してきた。そして，こうした「チーム医療」が成り立つには，異なる「知識」と「情報」を持つ者同士の自由なコミュニケーションが前提になると考えられていることを示した。ここでは，このような議論を踏まえて，「チーム医療」を可能とする「知識」と「情報」が流通しやすくなる条件作りの実践について紹介する。

●●●●「チーム医療」のための方法　●●●

医療従事者のほとんどは，専門学校や短大・大学で学んだり，専門書で得たりした，専門的でフォーマルな「知識」を持っている。そしてそれとともに，現場の実践の中で，その都度入手する「情報」を持っている。「チーム医療」では，こうしたそれぞれの医療従事者が持つ「知識」と「情報」が，他者——同一職種であれ他職種であれともに働く者——と共有されることが一つの基盤になる。これは前にも指摘したので，繰り返しになるが，もう一度確認しておく。

「知識」と「情報」を共有するために，これまでにいくつかの方法が提起さ

れ，実践されてきている。ここでは，それらの方法を，制度としてフォーマルに確立されてきたシステムと，インフォーマルに形成されてきたものとに分けて見てみる。前者の代表は，カルテの統一化，クリニカル・パスの作成と運用，カンファレンスの開催といったものである。また近年では，専門職として医療の現場に参入する前の学生時から，医療をチームで行うという認識を植えつけさせる教育プログラムも開発され，実施されている。これもチーム医療のためのフォーマルなシステムといえるだろう。後者の代表は，職場の雰囲気作りに通じる日常的な交流，「飲ミュニケーション」のような会合，勉強会や研究会といったものである。以下，それぞれを見てゆこう。

●●● フォーマルなシステム整備　　　　　　　●●●

〈カルテの統一化〉

　近年いくつかの病院でカルテの統一化が進められているが，これは「チーム医療」のためのフォーマルなシステム作りと捉えることができる。カルテの統一化は，従来一人の患者に関する情報が，医師の書くカルテ，看護師の書く看護記録やカーデックス，リハビリテーション関連の各職種の書く記録などと散らばっていたものを，一つにまとめようとする動きである。現状では記録が医師のカルテや看護師の看護記録などに分かれているところも多いが，一部の病院ではすでに，医師も看護師もコメディカルも一つのカルテに時系列順に，次々に書き込む方式がとられている。

　このカルテ統一化の動きは，電子カルテのシステム開発と関係している。電子カルテによって，離れたところにいる複数の医療従事者が一つのカルテを共有することの物理的な不都合が解消される。つまりコンピューター・ネットワークを利用して，端末が患者のベッドサイドやナースステーションや医局など病院の各所に置かれることで，病院のどの場所にいてもカルテの情報を見たり，カルテに情報を書き込んだりすることが可能になるという。

　また，カルテの統一化は，カルテに記入するときの形式の統一化や，ド

イツ語や英語などの外国語や極端な略語の使用の制限を含意している。それはたとえ一つのカルテを共有していたとしても，記入の形式がバラバラであったり，書いてある内容が互いに理解できないようなものであったら，意味がないからである。

　カルテに記入するときの形式としては，POS による SOAP があるという。POS は問題志向型システム（Problem Oriented System）の略であるが，この POS という立場に立って，患者の問題（Problem）を，患者の訴えを中心にした主観的情報（Subjective）と検査データを中心とした客観的情報（Objective）の両面から，評価（Assessment）し，計画（Plan）を立てる過程を記録することが，SOAP 形式での記録であるという [1]。

　「医療情報は，医師，コ・メディカル間で本来，共有されるものである。しかし現状では，他の専門部門については非常に理解しがたいものである。当院は医師をはじめ看護婦 (ママ)，栄養士，臨床工学士 (ママ)，放射線技師 (ママ) 等が POS を取り入れカルテ，各種の報告書，記録に統一された SOAP 形式で記載を行っている。このような情報システムは，患者中心としたチーム医療の (ママ) 円滑にするものであり，今後ますます取り組む必要があると考えられる」[2]

〈クリニカル・パスの作成と運用〉

　次に，クリニカル・パスである。これはクリティカル・パスとも呼ばれているが，以下パスと略記する。パスは，医療従事者や患者が共に医療の流れを把握できるよう，疾患や治療法ごとに，入院直前から退院まで，検査や食事や処置や投薬などがどのように行われるのかを一覧表にしたものである。医療者用と患者用のパスに分かれている場合も多く，患者用のパスの中にはイラストや写真が挿入されているものもある。ほとんどのパスは，それぞれの病院ごとに，人的資源や設備などに応じて作られており，100 を超えるパスを作成している病院もある。

　ある病院の看護部長からのヒアリングでは，脳卒中のパスを作るときに，医師など他の職種の人々との対話が増したという話が聞かれた。そしてパスという一つの道具を多職種で作るという過程が，「チーム医療」の基盤となっていったという。このことは，パスがただ存在しさえすれば情報が共有されるということではなくて，パスを作成する過程で，さまざまな医療従事者が意見を出し合い，疑問を投げかけ合い，一緒に話し合うことで情報が交換され，共有されていったと解釈されよう。

　さらに，パスを運用することによって，より知識と情報の共有化が必要になってくることも指摘されている。

　「実際にパスを使って標準的データを分析すると，ナースや薬剤師など他職種のかかわり方がわかるんですね。また，ドクターの考えが必ずしも正確にナースや薬剤師に理解されていないこともわかる。ですから，患者用にしろ職員用にしろ，情報の共有化ということが前提になるのではないでしょうか」[3]

〈カンファレンスや評価会議の開催〉

　最後に「チーム医療」のフォーマルな形式として，カンファレンスや評価会議について触れておく。カンファレンスは，医師だけが参加するようなものもあるが，看護師など多職種が参加して話し合うカンファレンスもある。この話し合いを，リハビリテーション医療では評価会議ということもある。毎週一定の時間に定期的に行われるものや患者の状態に合わせて随時行われるものがあったり，患者全員について行われるものや特に注意の必要な患者だけを中心に行われるものがあったりと，カンファレンスの形はさまざまである。

　カンファレンスというフォーマルな場が設けられると，他の職種が患者に対してどのようなことを行っているかを比較的容易に知ることができる。また，カンファレンスでは各々の職種が情報の提供や意見の提示を求めら

れるが，それは各職種が自分の領域からの患者への貢献がどのようなものかを自覚し，責任を持って医療に当たれるようにする効果も生む。

> 「障害を持つ患者の治療，職場復帰，家庭復帰に向けて，医師，看護婦(ママ)のほかに理学療法士，作業療法士，言語療法士(ママ)，医療ソーシャルワーカーなどがチームワークを組み，民主的に討議する。これが評価会議である。医師も集団の中の一員であり，従来の『医師―看護婦(ママ)―患者』の図式とは違うタイプの医療といえる」[4]

　ただ，カンファレンスが形式だけのものになり，儀式化してしまう危険性もある。多職種で情報の交換や話し合いがなされたとしても，結論は院内の力関係——多くの場合医師の意見が優先される——で決まってしまうこともある。そうした危険性を排除し，各職種が情報を提供し合い，自由に意見を交換し合うことのできるカンファレンスは，「チーム医療」の重要な基盤と考えられる。

〈「チーム医療」の教育〉

　近年，医療業界に参入する以前，すなわち学生の段階から医療はチームで行うという認識と経験を教え，入り口から変えていこうとする試みもなされている。実際にいくつかの大学の医療系の学部などでは，教育課程の中で「チーム医療」を理解し，実践に生かそうとする講座が設けられている。

　たとえば広島県立保健福祉大学では「チーム医療論」の講座が開設され，卒業前には全学科共同で「チーム医療演習」が実施されている[5]。また千葉大学では，医学部と看護学部と薬学部とが合同で実習を体験したり，3学部協働で専門職教育を行ったりしている。さらに自治医科大学看護学部でもチーム医療論の講座が設けられ，高度医療における医療チームの機能と役割について理解を促す教育が提供されている。

　このような「チーム医療」の教育を行う際に，「チーム基盤型学習法

（Team-Based Learning：TBL）」という学習方法も注目されている⁶⁾。TBL とは，学生の能動的な学習を促すもので，5人から7人のメンバーが一つのチームとなり，問いかけや討論を通して課題を達成していこうとするものである。その結果，コミュニケーション能力，対人関係構築能力，チームワーク能力などが培われるようになるという。これらは「チーム医療」に必要とされる能力といえる。尾原⁶⁾は，看護学教育にTBLを取り入れることで，同僚，患者，その他の関係職種と効果的にコミュニケーションをとり，協働することが学べると期待を寄せている。

また，複数領域の専門職者の連携・協働に向けて，お互いの技術や役割を学び合う「専門職連携教育」（Interprofessional education；IPE）も，近年医療系大学などで取り組まれている。

●●● インフォーマルな交流や会合　●●●

〈日常的な交流の積み重ね〉

今度は，「チーム医療」を支えるものを，フォーマルな形式からではなくインフォーマルな部分から見ていこう。

まずは日常的なかかわり合い方が挙げられる。以前，ある病院を参与観察したときのことである。ナースステーションで看護師たちが朝の申し送りをしているとき，掃除夫が入ってきた。彼は看護師が申し送りをしている机のすぐ側に置いてあるごみ箱のところまで来たが，お互いにあいさつはなく，看護師たちは申し送りを続け，掃除夫はゴミを回収した。筆者は，朝初めて会う同僚にあいさつをするのは当然のことだと考えていたので，少々面食らった。

また，こんなこともあった。看護師が記録を書いている最中，医師が指示書を「これ，お願いしますね」と言って手渡したとき，看護師は顔を上げ「はい」と受けたが，すぐ後に筆者に「こっちも仕事をしているんだから，黙って置いていけばいいのにね」と言った。看護師が仕事をしている最中に声をかける医師も問題だし，顔を上げるための時間のロスを厭う看護師も同

じように問題だと思った。

　これらは，医療現場の多忙さや緊急性を知らないよそ者が感じたことと思われるかも知れないが，同じ職場で働く者同士の人間関係としては，あまりよろしくないのではないかと共感する人も多いだろう。これとは逆に，日常的にあいさつを交わしたり，ちょっとした会話を持ったりすれば，人間関係は円滑になってくると考えられる。それは，互いに考えや気持ちを言い合える雰囲気を作ることにもつながってくるだろう。

〈「飲ミュニケーション」〉

　「飲ミュニケーション」という言葉を初めて聞いたのは，ある外科病棟の看護師からであった。その病棟では，朝，看護師が患者の体温やイン・アウト（摂取量と排泄量）などの記録をとって医師に提出し，医師はその記録を携えて回診し，カンファレンスを開き，その日の患者の治療方針を決め，手術などの処置や投薬の処方や検査や食事などの指示を出していた。

　ある時，医師から看護師に，当日の処置などをスムーズにするため，従来よりも 2 時間早い午前 6 時 45 分に記録を出してほしいという要望が出された。看護師はいったんはその要望を実行してみたが，患者を明け方に起こさなくてはならないし，夜勤の休憩時間が削られることになってしまった。そこで，早朝の提出は無理であると，医師に対して異議申し立てをした。それを受けて，医師 4 人と看護師 6 人で討論が行われた。

　最終的には医師が看護師の合意を取りつけたので，看護師側の異議申し立ては通らなかったが，両者は一応の和解を得た。この討論の終わりごろ，看護師の一人は，ここでの医師と看護師の間には日頃から「飲ミュニケーション」があるから，お互いに言いたいことが言えるのだと言った。

　「飲ミュニケーション」とは，一緒にお酒を「飲み」に行くことと，「コミュニケーション」をとるということを合わせた造語である。また特にお酒を飲むことをしなくても，食事会や忘年会，新年会，歓送迎会などで，交流を持つことも意味している。こうしたインフォーマルな交流が，円滑なコミ

ュニケーションを促す役割を果たすこともある^{注1)}。

〈研究会や勉強会〉

　インフォーマルな交流は，「飲ミュニケーション」のようなものだけではない。通常の業務とは離れたところで行われる研究会や勉強会も，その一つであろう。

　ある病院の NICU で，早産により未熟児の子どもが生まれた。その後子どもは脳内出血と髄膜炎を併発し，一時危篤状態に陥ったが，救命された。しかし，それを契機に水頭症になった。医療従事者はシャント手術をするべきと考え，父母に手術の同意を求めたが，父母はそれを拒否した。通常，父母の同意のない手術は日本では行われず，このような場合に子どもは無治療のまま命を落としていくこともまれではない。

　その病院の小児科医師は，日頃から子どもの虐待に関心を持っていたので，児童相談所職員や保健師などが参加する児童虐待に関する勉強会に参加していた。そこで，父母が子どもの治療を拒否するような事態を，医療ネグレクトという児童虐待の一つと考える発想が浮かび，児童相談所職員と連絡をとって，子どもを救命することが可能になった。これは，児童虐待に関する研究会で，医師と児童相談所職員がインフォーマルな交流を行ってきたことで，施設を横断するような連携が可能になったケースと考えられる。

注

注1）組織論における人間関係論的アプローチでは，「ホーソン工場」の実験で証明されて以来，勤務外のインフォーマルな友好的関係を構築することが，職場内の勤務成果にも好影響を与えることが広く知られている⁷⁾。この成果は，医療社会学の比較的初期から病院研究に援用され，病院内の医療従事者のコミュニケーションを改善させることで人間関係が円滑になり，業務遂行上の障害が除去されることが示されてきた。

引用・参考文献

1）松崎安（診療放射線技師）：チーム医療における検査情報システム，日本放射
　　線技師会雑誌，43（7），p.914-918，1996.

2）松崎安（診療放射線技師）：チーム医療における検査情報システムについて，
　　日本放射線技師会雑誌，suppl, 1510, 1995.

3）副島秀久（医師），他：座談会　患者用クリティカル・パスにできること，ナー
　　シング・トゥデイ，16（13），p.21，2001.

4）岡本五十雄（医師）：札幌発リハビリテーション物語，桐書房，p.88-89，1993.

5）鷹野和美：チームケア論―医療と福祉の統合サービスを目指して，ぱる出版，
　　p.36，2008.

6）尾原喜美子（看護師）：チーム基盤型学習法（team-based learning TBL）の紹
　　介，高知大学看護学会誌，3（1），p.37-44，2009.

7）Roethlisberger, F.J. and Dickson, W.J.：Management and the Worker, Harvard
　　University Press., 1939.

研究者のひとりごと

　病院と地域の連携，医療と福祉の連携など，さまざまな領域で，協力や協働の必要性が訴えられています。これは裏を返せば，これまで病院と地域，医療と福祉が分断されてきたことを意味しています。病院勤務医と開業医との対立や「タテ割り」行政など，そこには一言では語りきれないさまざまな要因がありますが，大勢としてそれらは是正されるべきという論調になっており，今後の動向が注目されます。

「チーム医療」のために

　「チーム医療」に対する医療界の関心の高さは，これまでにいく度となく言及してきたように確かなことだろう。そして「チーム医療」の困難を嘆きつつ，医療従事者も患者も家族も，さまざまな方法を編み出しながら「チーム医療」の実践を志向している。

　最後に，「チーム医療」を，これまでに見てきたことと少し異なる視点から見たらどのように見えるのかということを示す。「チーム医療」とは何であるか，それとともに「チーム医療」とは何でないのかを考える素材を提供したい。

●●● 患者にとっての当たり前　　　●●●

　患者の側は，医療従事者というのは「チーム医療」を行っているものだと考えている。以前，「チーム医療」は社会的に期待されていると書いたが，患者は「チーム医療」を期待しているというより，むしろ当然「チーム医療」で行っていると信じているふしもある。そして，その期待や信頼はときとして裏切られることもある。

　これは，心臓からの血栓が原因で脳塞栓になった方のご家族の話である。この方は循環器外科と脳神経内科で治療を受けリハビリテーションもしていたが，両科の医師やICUと病棟の看護師の間，そして病棟と訓練室の間に連携はなく，家族はどこにどのように相談すればいいのか戸惑ったと言う。

　「科が違うと，アレッと思うようなことも通じていなくって。まず，最初から説明しなきゃならないでしょう。現在置かれている状況とか，どう思っているのかとか。うちは最初，循環器外科で入ったから，脳神経内科では普通の脳梗塞とは違うって言われてね。循環器の先生は最初から見ていてくれたから，話はしやすいんですけどね。それ以外の脳のダメージってことでは，循環器の先生もどこまでわかっているのか。分野が違うから，余りよく理解してもらえていないのかなと思ったりしましたね。どんなことを話してよいのか，話したとしても分かってもらえるのか，まるっきり分からなかったですね。看護婦（ママ）さんも，何か聞いても先生に聞いてくださいって言うばかりで，どこまで分かっているんだろうという感じでした」

（脳塞栓の患者の妻からのヒアリング）

　患者は複数の標榜科を持つ病院に行けば，各科は連携しており，その病院にいる医療従事者同士は連絡を取り合い，総力を挙げて治療や看護に当たってくれるものと期待して，医療機関の門を叩いている。専門病院や在宅医療でも同様である。自分にかかわっている医療従事者たちが，連携することなく，ときには面識すらなく医療を行っているなどとはほとんど考えていない。患者のこうした期待や信頼を裏切らないために，医療従事者は「チーム医療」について真剣に考えなくてはならないだろう。

●●●●「チーム医療」に効果を及ぼす要因の実証的研究 ●●●

　「チーム医療」に効果を及ぼす要因が実証的に示されることも，「チーム医療」の促進に役立つだろう。近年の欧米の研究では，チーム医療による効果を実証的に検証しようとする試みがいくつかなされている[1)2)]。

　たとえばL.チャールズらは，1985年から2004年に発表された医療チームの効果を実証的に検討した33論文を体系的に収集し，独自の指標で評価し比較検討した。まず彼らは論文を研究アプローチの点から，次の3グループに分けた[3)]。（1）チームケアと通常ケアを比較した介入調査（12論文），

（2）チームの再編成の効果を検討した介入調査（9論文），（3）チームの文脈，構造，過程，アウトカムの関係を探索したフィールド調査（12論文），である。

　次に，独自に作成した「統合チーム効果モデル」という指標に基づいてこれらの論文をまとめた。その結果，チームの意思決定にかかわる臨床的経験のタイプと多様性が，患者ケアの改善と組織の効果に大きく影響することがわかった。さらに，コラボレーション，コンフリクト，決断，参加，凝集といった諸要素が，スタッフの満足と主観的チーム効果に影響することも示唆された。こうした研究は，それぞれのチームの成り立ちやしくみ，運営のされ方について，さらに深い考慮が必要であることを示唆している。

　日本でも，「チーム医療」が治療効果を上げたり患者の生活の質を向上させたりする事例を，丁寧な聞き取りによって集めた記録がある[4]。こうした事例の集積とともに，「チーム医療」をモデル化したり，体系化したりするような研究がもっとあってもいいだろう。本書がその一端を担えることを望む。

●●● 医療の専門職としての役割再考　　　●●●

　ところで，今日の「チーム医療」では，医療従事者だけでなく患者や家族もチームへの主体的な参画者であることを先に述べた。十分に説明を受けた患者が，自らの健康にかかわることを主体的に判断し，どのような医療を受けたいかを決定していくのである。いわゆるインフォームド・コンセントの概念は，こうした医療従事者と患者や家族との関係性の構築を後押ししている。しかし，これとは逆説的なのだが，だからこそ医療従事者は医療の専門職として，徹底的に患者を支えるという役割を期待されることになる[5]。

　社会学において専門職（profession）を定義する際，職業一般（occupation）のことではなく，ある特色を持った職業のことを指す[6][7]。ある特定の事柄に関して，理論に基づいた知識を適用し，独占的に業務を行う職能集団が専門職と呼ばれるのである。

　たとえば医療社会学においては伝統的に医師が専門職の典型であるとみなされてきたが，看護師やそのほかのコメディカルといわれる職種も，専門職としての条件をそろえてきたと評価されている。専門職の条件とは，1. 独自の知識体系が存在しそれが社会的に有用であると認められている，2. 専門的職能集団の自律性（独立しており，自由で，他からの指示を受けない）が確保されている，ということである[8]。こうした要件を備えるためには，高度な知識と技術が伝達される高等教育機関や，政府による資格付与，倫理綱領を備えた職能集団を形成していることが不可欠と考えられている[9]。

　患者や家族をチームのメンバーに加えるからこそ，医療の専門職は，患者が主体的な決定をできるように，わかりやすい説明をし，丁寧に話を聞き，患者や家族が意見を言いやすい状況を整え，支えてゆくことが必要となる。

●●● 医療専門職としての覚悟　　　　　　●●●

　2011（平成23）年3月11日に東日本大震災が起きた。地震の後，東京電力福島第一原子力発電所で爆発事故が起こり，東日本全体が広く放射能汚染される事態になった。その後，さまざまな専門家と呼ばれる人が対応に当たった。ある専門家は安全性を強調し，ある専門家は危険性を訴えた。専門家によって意見がかくも異なるという事態に，一般の人々は大いに戸惑った。

　ある医科学者は，「科学者は政治家になってはいけない。だから失敗したのだ」と言っていた。これはどういうことか。それは，科学者としての役割を期待されていた専門家たちが，「事実を言うと人々がパニックになる」という，科学とは異なる治安維持を目的とする政治的な理由で偽りの情報を流した結果，人々の健康がより脅かされる状況になったことを批判しているのだ。医科学の専門職には専門職としての役割があり，それを全うすべきことを示す一例であろう。

　また，ボストンから日本の被災地に向かった看護師がいるが，彼女は被災地では「看護師だからできる生活援助があった」と言っていた。それは，

衛生管理，重い荷物を持つときの注意，健康管理，診療介助，在宅訪問などである。「専門職は専門職としての役割を全うする」ということは，当然ながら震災に限らない。「みんなの健康はみんなで守る」という意識の中で，看護の専門職は，看護という専門性を貫くことが大事である。それは「チーム医療」の要素である「専門性志向」からブレないということでもある。

　病院の財政，診療報酬の規定，国民医療費の高騰など，医療を巡ってはいろいろな問題があるだろう。医療も社会の中における一つの営みなのであるから当然で，人々の健康を守るには政治，経済，組織，制度などのいろいろな要素が絡み合っているのである。今日，制度がかせになって，患者のためにしたい医療ができなくなったと嘆く医療従事者の声をしばしば聞く。しかし，専門職には，そのような状況を知った上で専門職としての役割を全うする覚悟を持つことが期待されていると思われる。

●●● 「チーム医療」とは何であり，何でないか　●●●

　高齢化社会が進展し，個人の価値観も多様さを増してきている。しかも医療費は頭打ちとなり，医療を巡る制度もめまぐるしく変わっている。「『チーム医療』が必要」とお題目のように唱えているだけでは何も進まないということはもはや明白であろう。

　「チーム医療」を実践することに，個々の医療従事者のインセンティブが向かうような動機づけや組織のバックアップや環境を形づくることは喫緊の課題である。そのためには，当然ながら自分だけ，あるいは自らの職種だけの働きかけでは不可能である。関係する他の職種はもちろん，病院管理者や地域関係者，そして患者とその家族などと問題や課題を共有し，どのように連携ができるかを話し合っていくことが，その第一歩になるだろう。

　表面的にはチームで医療を行っているような場合でも，医療ケア提供者同士の関係性は階層性があったり敵対的であったりしていて，必ずしも対等な立場で協働する関係ではないことも指摘されている[10)11)]。チームの構成員の中には，ある人はチームで医療を実践していると思っていたとして

も，別の人は違うと思っていることがしばしばある。そこで，「チーム医療とは何であるか」，という問いとともに，「チーム医療は何でないか」という問いを立てて考えてみることも重要であろう。

「チーム医療」は，筆者がこれまでまとめたように，「専門性志向」，「患者志向」，「職種構成志向」，「協働志向」を持つものなのか。あるいは自分の専門外と思われる"雑用"業務の押しつけ合いか，患者を決定主体にして医療従事者の責任を軽減するものか，医療費削減のための業務シフトか，自身の職種のプレゼンスを示す示威行為か，診療報酬加算を見込んでの点数取りか。このようにさまざまな想定しうる解を考え，一つひとつ吟味していくことで，「チーム医療」とは何かが理解できるようになると思う。

●●● 専門職として声を上げること　　●●●

医療従事者の協働・連携の在り方を検討することを目的とした「チーム医療の推進に関する検討会（以下，チーム医療検討会）」が厚生労働省に設置され，2009（平成21）年8月から翌年2月までに11回の議論が重ねられた。やがて2010（平成22）年3月19日に提出された最終報告書では，一定の医行為を実施可能にする「特定看護師（仮称）」という新たな資格名称が登場した。「特定看護師（仮称）」とは，医師の包括的指示に基づいた一定の範囲内の特定医行為を実施できる資格とされている。その後，特定行為の範囲や研修の具体的内容，手順書の記載事項，指定研修機関の要件などについて度重なる検討がされ，2015年10月から「特定行為に係る看護師の研修制度」としてスタートすることになった。

私見によれば，このような動きの背景には，看護・医師・行政など，それぞれの立場での思惑がある[12]。看護師は専門職として裁量権を拡大したいという思いがあり，医師は負担軽減のために看護師に役割を分担しようという思いがある。国や保険者は，医師から看護師に業務を移譲することで，少しでも医療費を抑えたい意向がある。これらステークホルダー（利害関係者）の意図はさまざまで，結果として「特定看護師（仮称）」の新設が合意さ

れたという形になっている。

　このときもまた,「チーム医療」とは何であり, 何でないのか, という問いが出てくるだろう。これは看護師の裁量権の拡大なのか, 医療費の削減をめざす医療経済・医療政策と関係することなのか, 医師からの業務の委譲なのか。

　第 1 回チーム医療検討会では, すでに監督医師との信頼関係を基に高度な処置や判断を実施している看護師がいて, 現場で機能していて, 患者からのニーズも高いという実状が報告された。この際に医療はチームで行われ, 患者の安全性は確保され, 患者の生活の質は高められている。しかし, 現行の法律上でそれは医師の業務独占や保健師助産師看護師法に抵触するので問題とされている。具体的にいえば, 薬剤の処方量の変更やデブリードマンなど「侵襲性の高い」といわれる医療行為を看護師は行うことができないというのだ。

　それならば, 看護師が専門職としてとる態度はおのずから決まってくるのではないか。法的規制による業務の縛りが, 看護の専門性である「患者の生活を守る」ということと照らし合わせておかしいと思われる問題状況を生んでいるなら, この問題を指摘する声を上げて制度を変えてゆくことも, 専門職として期待される妥当な振る舞いなのではないかと思う[13]。「チーム医療」への期待は, 各医療専門職にさらなる専門職性の強化や, 専門職の制度の見直しを迫るものになるだろう。

　特定行為研修制度については, 第 1 章第 4 節, 第 5 節で詳しく解説しているので参照してほしい。

●●● 「チーム医療」のために　　　　　　　　　　●●●

　第 4 章でパブリックヘルスというのは学際的であると書いたが, それは, ひとりの人がいろいろと知っているということだけではない。筆者の理解するところの学際的とは, 異なる専門性を持つ人々が集まり, 専門性をもとにしてせめぎ合うことである。それはとりもなおさず,「チーム医療」の

論理として導かれたものでもある。

　近年，社会科学の公共論の領域では「ガバナンス」という言葉がキーワードになっている[14)15)]。「ガバナンス」というのは，官・民を問わず関連する複数の多様な集団や組織がパートナーシップで結ばれながら，目標達成のために，管理・運営・調整を連携して行うという考え方と実践のことである。「ガバナンス」には政治的支配という含意はなく，行政（ガバメント）とは異なる社会を運営する原動力として期待されている。

　医療において市民のニーズに合わない制度であるなら，医療の担い手と受け手が異議申し立ての運動をして各立場からさまざまなアイデアを出し，よりよい医療の体制を構想し，行政も協力して実現させることが肝要である。そのときの形が「ガバナンス」といわれるものであろう[16)17)]。市民による運動が公共政策に影響を持つことによって，言葉の真の意味での「公共」の政策が可能になるだろう。患者や医療者による，医療制度改革を求める運動はいくつも生じてきており，今後の展開が注視される。

　「みんなの健康を守る」という共通の目標の下に，異なる専門性がせめぎ合い，支えてゆくことでその目標が達成されるのだと思う。専門が異なれば，よって立つ原理や目標を達成する方法も異なってくるだろう。すなわち専門職同士のズレがあるのだ。でも，それは当然のことでもある。

　複数の人がいれば，その数だけの考え方がある。社会学者のJ. ハーバーマスは，複数の参加者による相互行為として行われる言語的コミュニケーションは参加者間の合意形成を導き，行為調整機能を果たすことを示した[18)]。さらにハーバーマスは，条件さえ整えば人々は合理的に合意形成を行うことが可能であるということを明らかにし，この理想的なコミュニケーション的実践を「討議（Diskurs）」といった。筆者はこれを「対話」や「話し合い」と理解したい。

　複数の専門職同士の見解にズレがあっても，全員が対等な立場で自由に意見を言いやすい環境で「対話」を重ねることによって，よりよい合理的な決定が可能になる。公共哲学の領域で近年キーワードになっている「熟議」

も，この発想と源流を同じくしている。すなわち「熟議」では，さまざまな
人がそれぞれの意見を表明することによって互いの異なる価値観を知り，
その差異を乗り越える中で公共的な思考に至ることが目指されている[19]。
本書を締めくくるにあたって，「チーム医療」のカギは絶えざる「対話」だと
いうことを読者の皆様に示し，実践を促したいと思う。

引用・参考文献

1）Hedrick, S. et al：Effectiveness of collaborative care depression treatment in
veterans'affairs primary care, Journal of Gerontology Medicine, 18（1）, p.9-
16, 2003.

2）Shortell, S.M., Marsteller, J.A. et al：The role of perceived team effectiveness
in improving chronic illness care, Medical Care, 42（11）, p.1040-1048, 2004.

3）Lemieux-Charles L. and McGuire, W.L.：What do we know about health care
team effectiveness? A review of the literature, Medical Care Research Review,
63（3）, p.263-300, 2006.

4）福原麻希：がん闘病とコメディカル―医療最前線からの提言，講談社現代新
書，2007.

5）細田満和子：患者を支えるという視点から，In：丸山マサ美編，医療倫理学，
中央法規出版，p.197-206，2004.

6）Goode, W.J.："Profession" and "Non-Profession", in Professionalization,
Vollmer, H.M. and Milles, D.L.（eds）, Prentice-Hall, 1966.

7）Brint, S.：In an age of experts：The Changing Role of Professionals in Politics
and Public Life, Princeton University Press, 1994.

8）Freidson, E.：Professional Dominance：The social structure of medical care,
Atherton Press, Inc. 1970.（進藤雄三，宝月誠訳：医療と専門家支配，恒星社
厚生閣，1992.）

9）細田満和子：メディカル・プロフェッションの変容―職能集団としてみた看護
婦を中心に―，ソシオロゴス，21，p.95-112，1997.

10）McClelland, M.,R.G. Sands：The missing voice in interdisciplinary
communication, Qualitaive Health Research, 3（1）, p.74-90, 1993.

11）Kramer, M. and C. Schmalenberg, 2003, Securing "good" nurse physician
relationship, Nursing Management, 34（7）, p.34-38.

12）細田満和子：看護師による裁量権拡大における課題（インタビュー），聞き手：

小野田舞，看護管理，20（8），p.736-740，2010.

13）細田満和子：パブリックヘルス　市民が変える医療社会—アメリカ医療改革の現場から，明石書店，2012.

14）Bevir, M. and Rhodes, R.A.W.：Searching for Civil Society：Changing Patterns of Governance in Britain, Public Administration, 81（1），p.41-62, 2003.

15）Deacon, B.：The Governance and Politics of Global Social Policy, Social Policy and Society, 4（4），p.437-445, 2005.

16）Maturo, A.：Network Governance as a Response to Risk Society Dilemmas：A Proposal from the Sociology of Health, Topoi, 23, p.195-202, 2004.

17）細田満和子：日本におけるリハビリ診療報酬削減政策撤廃をめぐる社会運動，保健医療社会学論集，20（2），p.64-73，2009.

18）Habermas, J.：Theorie des kommunikativen Handelns,（Bd. 1：Handlungsrationalität und gesellschaftlicheRationalisierung；Bd. 2：ZurKritik der funktionalistischenVernunft），Suhrkamp, 1981.（河上倫逸訳：コミュニケイション的行為の理論（上・中・下），未來社，1985-1987.）

19）山脇直司：公共哲学とは何か，筑摩書房，2004.

研究者のひとりごと

　ここまで，「チーム医療」についての整理をし，皆さんが「チーム医療」を考える際のヒントを提示してきたつもりです。ご自分にとっての「チーム医療」がどんなものか，考えていただけましたでしょうか。そうしたら次には，一緒に働いている人たちに自分の考える「チーム医療」がどんなものかを伝えてください。そして，かれらの考える「チーム医療」について聞いてみてください。そこには対話が生まれてくると思います。ただ，もしかしたら，対話をすること自体が困難で，そのために膨大なエネルギーを注がなくてはならないこともあるかもしれません。でも，そうした場合にも対話をしようという姿勢を保ち，いろいろ工夫をしてほしいものです。こうした対話の中から，「チーム医療」の土壌が育ってくると信じています。

第6章

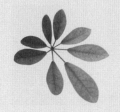

当事者の生活を支える
これからの多職種協働

「チーム医療」から
「チーム・アプローチ」へ

●●●● チーム医療とチーム・アプローチ ●●●

　従来，病院などの医療施設において，高度急性期から慢性期までの長きにわたって医療ケアを提供してきた。しかし現在では，病床の機能分化が促進されたり，在宅医療が推進されたりして，介護や福祉との連携や多職種協働の強化が図られ，医療ケアを必要とする人々を地域でみていくことが目指されている。

　このひとつの現れが「地域包括ケアシステム」である。この体制において保健・医療・福祉は，従来の疾病や傷害の治癒・回復を目的とする「医療モデル」優先から，生活の質に焦点を当てて，疾病や障がいがあっても地域で自立してその人らしく暮らすことを支える「生活モデル」へと大きくシフトしようとしている。療養する場所が医療機関から「暮らしの場」へと移行することは，超高齢社会における保健・医療・福祉制度の維持のみならず，どのような健康状態にあっても自分らしい生活を送りたいと願う人々の価値観にも合致する。

　生活の場としての地域では，それぞれの人のニーズに対応して，福祉，介護，教育などといった領域の専門家の協働が必要とされるので，「チーム医療」よりも「チーム・アプローチ」「多職種連携」「多職種協働」などの用語がよく使われている。さらに，医療や福祉の資格を持つ専門職だけでなく，ボランティアや地域住民など資格を持たない人々がケアに関わることも，

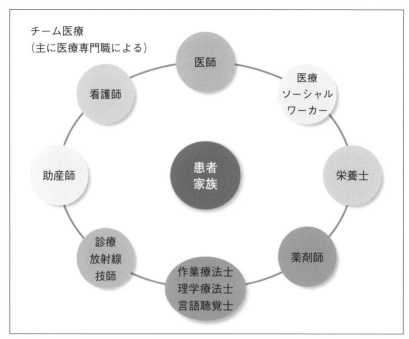

図22　病院でのチーム医療

「地域包括ケアシステム」では強調されている。これは「コミュニティヘルス」や「社会的処方」や「エンゲージメント」[注1]といった概念と共に，すでにいくつかの地域で実践されている[1)2)3)]。

　図22は，病院での「チーム医療」を表したものである。主に医療専門職同士が協働する関係性が示される。一方，**図23**は地域での「チーム・アプローチ」を表している。ここでは，医療・介護・福祉の各専門職が協働するとともに，患者や障がいのある当事者・家族・ボランティアや地域自治会などのコミュニティの参画も含まれる。

●●● 患者本位のエンゲージメント　　　●●●

　例えばがん患者が病院で治療を受けて，その後，退院して地域で生活す

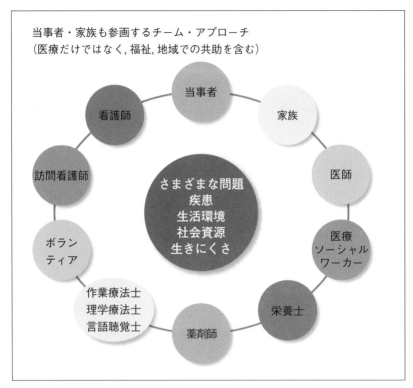

当事者・家族も参画するチーム・アプローチ
（医療だけではなく，福祉，地域での共助を含む）

当事者

家族

看護師

医師

訪問看護師

医療
ソーシャル
ワーカー

さまざまな問題
疾患
生活環境
社会資源
生きにくさ

ボラン
ティア

栄養士

作業療法士
理学療法士
言語聴覚士

薬剤師

図23　地域でのチーム医療

るような場合の「チーム医療」や「チーム・アプローチ」についてみてみよう。

　がん対策基本法などの法律的にも裏づけされたこれまでの取り組みによって，がん診療連携拠点病院等を中心に，がん医療の現場では「チーム医療」が定着してきたといえる。医療機関によって多少の違いはあるが，緩和ケアチーム，外来化学療法チーム，キャンサーボードなど，多職種によって患者を診るというさまざまな形もできてきている。これは，がん患者が生きるための環境を関係する人すべてで協力してつくっていこうとするもので，がん患者本位のエンゲージメント（＝かかわり）といえよう[3]。

　ちなみにキャンサーボードとは，診療科の垣根を取り払い，担当科医師

以外に外科，内科，腫瘍内科（化学療法科），放射線科，麻酔科，精神腫瘍科，緩和ケア科，病理科など関係各科の専門医が集まり，患者にとって良い治療は何かを話し合う集まりのことである。キャンサーボードには，さらに多面的な病状把握と医療サービス提供のため，看護師，薬剤師，リハビリスタッフ，管理栄養士，臨床心理士，医療ソーシャルワーカー（MSW）など関連する多職種が加わることも増えてきている。それによって，一人の患者が治療から回復期，退院に至るまでに，どんな医療スタッフによるどんなサービスが提供されるべきか，一連の治療を包括的に議論することができる。

　ただし，こうした多職種のメンバーが一堂に会することは，スペースや時間の問題もあり難しい場合もある。また，病院によってはこれほど多くの専門性のあるスタッフがそろわないこともある。しかし，多様なニーズのあるがん患者を支える医療ケアにおいては，医師のみだけでなく看護師，薬剤師，リハビリスタッフ，ソーシャルワーカー，管理栄養士といったさまざまな医療スタッフによる多角的なサポートがなされることが求められている。

　がん患者が病院から退院して地域で暮らす場合にも，チームによるアプローチが重要である。患者は，治療を受けながら働いたり，勉強したり，社会参加したりして地域で暮らしていくが，この状況を整えていくためには，医療だけではなく，介護や福祉，企業や学校や近隣コミュニティなどすべての関係者が協働することが必要だ。

　がん患者の悩み・不安は，再発・転移といった病気そのものに関することだけでなく，経済的なこと，家族のことなどにも及ぶ。仕事が続けられるだろうか，辞めざるを得ないとしたら治療費や生活費はどうなるのだろうか，家族には負担をかけたくない，などといったさまざまな思いがよぎる。中には，がんとわかって頭が真っ白になって，誰にも相談せず「会社に迷惑をかけてしようから」と退職したりする人もいる。だから治療と就労を両立できるように半休や時短やフレックス制などの制度を企業が用意したり，

「病気があっても就労を応援する」というような組織風土をつくったりするような企業の取り組みも必要になってくる。

このように多職種で多角的にサポートする必要があるのは，がん患者だけに限らない。脳卒中や心疾患やその他，どの病気の患者にも当てはまる。脳卒中患者本位のエンゲージメントや，心疾患患者本位のエンゲージメントについても，同様な議論と実践が必要だろう。

●●● 医療と介護の間で看護職の感じるジレンマ　●●●

医療の現場が病院から地域に比重が移っていく中で，看護師の働く場所も変化している。地域では，医療だけでなく介護や福祉の専門職と共に働くことが多い。そして，介護や福祉との協働の際に，病院での医療ケアになじんできた看護師はジレンマを感じることがある。医療と福祉や介護では，患者や利用者に対するケアの目標や対応が，必ずしも重なっている訳ではないからである。

ある看護師は，病院で長く勤務した後に介護施設で働く経験をしたが，その際に医療と福祉との間で看護に関するジレンマを感じたという。その看護師は三好加奈子氏で，筆者がかつて大学院で指導した修士課程の院生である。

三好氏は，急性期病棟から通所介護施設へと勤務場所を変更した際に，病院では転倒予防のため車いすに乗っている人が，リハビリスペースでもない普通のフロアに多数いて，病院と施設の違いに驚いたという。そして，医療と福祉との間でたびたびジレンマを感じるような経験をしてきた。

例えばある時，糖尿病在宅療養者で通所介護施設の週に1度の入浴を楽しみにしていた方の入浴許可に際してジレンマを感じた。この療養者は血糖コントロール不良による意識消失の可能性があり，医師の指示した血糖値による入浴許可が必要であった。病院での看護実践では，医師の指示した値になるまで入浴させないが，この通所施設では患者満足度が重要という判断から入浴機会を見送ることはしない方向であった。

　また，別の例としてこのようなことがあった。運動を楽しみに施設に来ている脳梗塞後遺症で麻痺のある在宅療養者がいたが，高血圧のため医師の指示した値になるまで運動制限をかけられていた。病院での看護実践では，医師の指示に従って運動を見送るが，通所介護施設では運動をしないとより精神的に不安定になったり，血圧が上昇すると判断されたりして，状況によって，時には運動を許可していた。

　こうした経験から三好氏は，病院と介護施設とでは求められる看護ケアが異なる状況であり，そのために感じる看護師のジレンマを明らかにしたいと考えた。そして，通所介護施設の看護師へのインタビュー調査を基に，ジレンマとは何か，ジレンマとはどのような経験だったかを分析した。その結果，通所介護施設の看護師が抱くジレンマの種類や構造，ジレンマに対してどのように向き合っているかが明らかになり，さらにこうしたジレンマに気づき，そのジレンマを分析しようとする経験自体が，看護実践力の向上につながっていることを考察した[4]。

●●●　看護職にとってのジレンマの意味　　●●●

　医療と介護のはざまでジレンマを感じた看護師は，どのようにジレンマに対処するのか。三好氏は自身の経験やインタビュー調査から，看護師はジレンマを抱きつつ，注意深く療養者を観察し続けて，一つひとつの看護実践を重ねていることを明らかにした。そして，自分の持っている知識を統合して，その人の生活を支えるには何が大事であるのかを絶えず考え，療養者に関わる多くの人の知恵や協力を得ながら看護を行っていることを示した。そしてジレンマを抱くからこそ，視野が広がり，思考が深くなり，看護師としての人間的成長が図られていることにも言及した。そして「ジレンマを抱くこと」は，「療養者がその人らしい暮らしを行うために必要な看護を深めるための気づきの始まり」であったと結論づけた。

　「他者と共にジレンマと向き合うこと」によって，複雑に交錯するさまざまな人の多様な価値観を調整し，看護実践を行うことが可能になることを

三好氏は示したが，まさにこれは「チーム医療」の論理に通じるものである。地域という生活の場における医療・介護・福祉のチーム・アプローチや多職種連携は，より多様な価値観が交錯するので，関係する医療者たちはジレンマを抱くことが多いかもしれない。しかし，だからこそ患者当事者にとって最もよい対応とは何かを多職種で考える場となりうるのである。

注

注1）「エンゲージメント」という言葉は，医療においては耳慣れない言葉かもしれない。これは，2010年以降くらいから注目されるようになった患者中心医療を表す考え方で，患者が自分らしい人生を生きることができるように，各ステークホルダーがそれぞれの立場から支援を提供し，患者はその支援を受けながら双方向にかかわり合いつつつながりを強めてゆくことを意味する。

引用・参考文献

1）秋山美紀：コミュニティヘルスのある社会へ──「つながり」が生み出す「いのち」の輪，岩波書店，2013.
2）西智弘（医師），他：社会的処方：孤立という病を地域のつながりで治す方法，学芸出版社，2020.
3）「がん患者本位のエンゲージメント」を考える会：「がん患者本位のエンゲージメント」を目指して，日経BP，2021.
4）三好加奈子（看護師）：通所介護施設看護師が抱くジレンマと向き合う看護実践（星槎大学大学院 修士論文），2021.

当事者の生活を支える
──ペイシェント・ジャーニー（患者の旅路）

●●● ペイシェント・ジャーニーとは　　　　●●●

　病院，介護施設，地域社会など，患者の生活の場は時期に応じて多様であるが，こうした道筋を医療者や家族そして本人も理解し，その時々に必要な医療ケアの在り方やアクセスの仕方を可視化しようとする動きが起こっている。そのひとつとして，「ペイシェント・ジャーニー（患者の旅路）Patient Journey」という捉え方がある[1][2]。これは，病気の告知から治療，生活の再建，終末期に至るまでの患者のたどる道筋を，医療者や家族や職場や地域とのかかわりなどを組み込んで旅にたとえたものである。当事者の経験を聞き，知ることの重要性が広く認識されてきたことの表れと捉えられる。

　こうした捉え方は，経営学のマーケティング手法としての「カスタマー・ジャーニー」にヒントを得た病院経営の文脈を源流としているが，1990 年代に提起された医療社会学における患者当事者が病気になってから辿る経験の重要さに着目した「病いの経験　illness experience」という概念[3][4]や，医師であり医療人類学という分野を切り開いたアーサー・クラインマンによる患者本人の発する声に注目した「病いの語り　illness narratives」[5]とも近い考え方である。この「患者の旅路」は，イギリスやアメリカなどにおいては，医療専門職が患者を理解して医療ケアを向上させるために，そして患者が自らの辿る道筋を理解し，病いと共に生きる生活を作り上げていくため

に利用されている。

　筆者は，脳卒中になった方々や患者会と交流を続けている中で，当事者や家族の方々から，病気になったことによってかえって生きる意味を見出したり，今までの価値観から自由になれたり，人として豊かさに拓かれるようになったりしたといった趣旨の話を教えていただき，著作として刊行したことがある [6]。その際のキーワードは，家族や医療専門職などの重要な他者との「出会い」と，そのことによる「変容」，そして「新しい自分」の発見であった。このような患者の道筋は，「ペイシェント・ジャーニー」とも重なる。

　患者との「出会い」を経験することで，医療専門職もまた「変容」する。「出会い」と「変容」は相互的なものなので，医療専門職と患者との間には，制度の枠を超えた，個別の生を〈生きる〉ことに向かう「共にいる」という関係性が成り立っている。それは互いに敬意を払い，理解し合おうとする人と人との関係，互いに気遣い支え合うという「出会い」である。こうした患者，

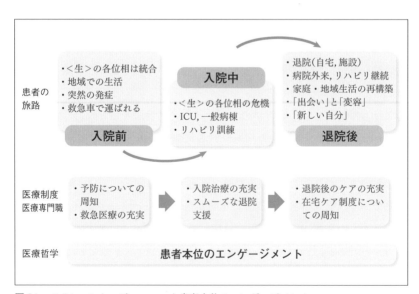

図 24　ペイシェント・ジャーニーと患者本位のエンゲージメント

医療専門職，家族，同病者などの関係性はエンゲージメントといえるものだろう（**図24**）。

　以下，脳卒中，がん，小児疾患の患者の経験を「ペイシェント・ジャーニー」の概念を援用して捉え直し，医療専門職が「患者の旅路」を知ることの重要性を示していきたい。

●　●　● 脳卒中のペイシェント・ジャーニー　　　　　● ● ●

　まず脳卒中のペイシェント・ジャーニーである[7]。アメリカ，カナダ，イギリスなどで，病院ごと，地域ごとに作成されているが，ここではイギリスの国営医療サービス（NHS）北デヴォン地域のものを参照して，筆者独自

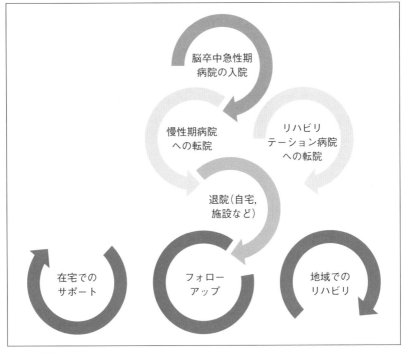

図 25　脳卒中のペイシェント・ジャーニー
［イギリス NHS の脳卒中症状のある患者の典型的な「患者の旅路」[8]を参照して筆者作成］

に作成したペイシェント・ジャーニー（**図25**）を紹介する[8]。

　ペイシェント・ジャーニーは，急性期病院に入院した時を起点にして，必要に応じてリハビリテーション病院に移る選択肢を示しつつ，患者の回復状態を十分に把握して退院するという方向が示される。この過程で，カンファレンスなどを通じて理学療法士や作業療法士や言語聴覚士，看護師，医師などが多職種チームで話し合うことで，適切な時期の退院が可能になる。退院後は，病院のフォローアップ，地域のリハビリチームによるルーティンで行うフォローアップ，さらに退院サポートによる在宅の見守りが継続して行われる。

　このようにペイシェント・ジャーニーは，脳卒中の発症，急性期，リハビリテーション，地域ケアを経て，脳卒中後に回復していく旅路が視覚的に理解しやすい。また，その時々での医療専門職や福祉や介護の専門職とのかかわり，地域の社会資源のリストなど，患者にかかわるさまざまな情報が示されることもある。ペイシェント・ジャーニーは，医療専門職にとっては患者を理解し，円滑な意思決定を得る時や具体的な施策を検討する時に役立ち，同時に，患者にとっても，自分の現状を理解し，将来像を見渡して，治療に参加する気持ちを高め，地域社会での暮らしを立て直すために役立つことが指摘されている[1]。

　実際にペイシェント・ジャーニーは，病院において医療専門職が患者にクリニカルパスを説明する際や，患者/家族との対話を円滑に行い，理解を深めてもらうために使用されているという。またペイシェント・ジャーニーは，地域での主治医が，脳卒中者が自身の旅の日記を書きたいと思う時のガイドをする時に役立ったり，患者が地域での社会資源を知りコミュニティ活動を始める際に利用されたりする[1]。

●●●○ がんのペイシェント・ジャーニー　　　●●●

　次に，がんのペイシェント・ジャーニーである（**図26**）。起点は，健康な時点や病気を発症した時点など，バリエーションがある。そして，発症後

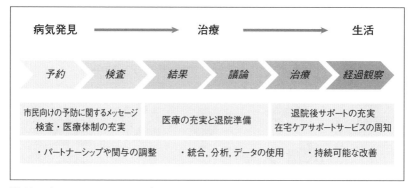

図 26　がんのペイシェント・ジャーニー
［カナダのマニトバ州のがん専門病院の出している「ペイシェント・ジャーニー」[9]を参照して，筆者作成］

の検査や治療，入院中の治療ケア，退院後の外来フォローアップや社会的サービスや地域生活の再構築，再発防止，そして終末期までのプロセスが旅路として図示される。

　この図には医療的要素だけでなく，心理，経済的行動，社会的な患者の体験（Patient Experience）といった要素も含まれたりする。

●●● 小児疾患のペイシェント・ジャーニー　　●●●

　最後に小児疾患のペイシェント・ジャーニー（**図 27**）を見てみる[10]。まず，地域で暮らしている子どもの体調不良に本人や親が気づく。次は，熱はないか，食事は取れているかを確認し，常備薬などで対応したり，祖母や友達などに聞いたりする。そして必要を感じたら受診する。

　この時，特に子どもが小さい時には，病院といえどもお出かけなので，オムツや食事などを準備する。場合によっては，救急車で病院の救急救命室に運ばれる。受診して入院となることもある。入院加療されて退院し，地域でのフォローアップに至る。地域では，学校に通うか，在宅療養をするかという選択があるが，それぞれに医療や教育などにかかわる専門職が支えることで患者の旅路は続いていく。

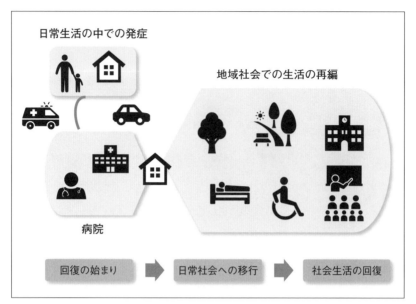

図 27　小児のペイシェント・ジャーニー

　このようなペイシェント・ジャーニーを活用し，すべての旅の地点を通じて子どものケアを向上させ命を救うためには，医療，福祉，教育をつなごうとする「文化」を創っていくことが大事である[11]。

●●● ペイシェント・ジャーニーとチーム医療　　●●●

　以上，ペイシェント・ジャーニーを見てきたが，これはチーム医療や多職種協働やコミュニティケアに生かせるのではないだろうか。患者や療養者といった当事者の置かれた環境やライフステージにおいて生活の質を向上させるために，どのような職種や人々がいかにかかわることができるかを，ペイシェント・ジャーニーを基に皆で話し合ってはどうか。

　医療・福祉・教育の専門職は，それぞれに資格に裏づけられた高い専門性を持っており，家族やボランティアや地域の人々も生活に根づいた実践知を持っている。よって同じ一人の患者を見る時にでも，置かれている立場

や専門性によって，見方や考え方に違いがあることは当然である。だから
こそ違いを認識し，違いがどこから発していて，どのようにすり合わせる
ことができるのか，あるいはできないのかを，当事者中心に話し合うこと
が決定的に重要である。

　話し合い，対話，コミュニケーションによって，互いを理解することが
可能になる。そしてこのことによって，関係する人すべてとより良い関係
が築け，より良い支えになっていくと思う。対話をするには他者の声を聴
くこと，それと同時に自分の声を他者に伝えることが重要である。コミュ
ニケーションは一方向的なものではなくて双方向的なものなのである。そ
れぞれの立場によって見える現実，考えている内容は異なっている。だか
らこそ話し合うことが大事なのだ。この考え方の枠組みは，ハバマスの「コ
ミュニケーション的合理性」に近い [12]。医療を必要とする人々の人生や生
活をより良いものにしていくために，他者の意見も尊重しながら医療ケア
に当たるベストプラクティスを期待している [13]。

引用・参考文献

1）Matt Bolz-Johnson, Jelena Meek & Nicoline Hoogerbrugge.：“Patient
　　Journeys”：improving care by patient involvement, European Journal of
　　Human Genetics , 28, p.141-143.

2）Stroke Network of Southeastern Ontario.：New Patient Journey Map for Stroke
　　Survivors & Families in the South East, 2019
　　＜https://www.strokenetworkseo.ca/blog-and-news/news/new-patient-journey-
　　map-for-stroke-survivors-families-in-the-south-east＞

3）Conrad, P.：The Experience of Illness, Research in the Sociology of Health
　　Care, JAI Press, 6, p.1-31, 1987.

4）Corbin, J., and Strauss, A.：1992, The Chronic Illness Trajectory Framework,
　　Woog, P.（ed.）, The Corbin and Strauss Nursing Model, Spring Publishing
　　Company. 1992.（黒江ゆり子訳：軌跡理論に基く慢性疾患管理の看護モデル.
　　In：ピエール ウグ編，黒江ゆり子，他訳：慢性疾患の病みの軌跡—コービンと
　　ストラウスによる看護モデル，医学書院，1995.）

5）Kleinman, A.：The Illness Narratives：Suffering, Healing and the Human Condition, Basic Books, 1988.（アーサー・クラインマン著, 江口重幸, 五木田紳, 上野豪志訳：病いの語り 慢性の病いをめぐる臨床人類学, 誠信書房, 1996.）

6）細田満和子：脳卒中を生きる意味 病いと障害の社会学, 青海社, 2006.

7）細田満和子：「新しい自分」を見つける「患者の旅路」, リハビリテーション医学, 57（10）, p.898-903, 2020.

8）NHS Trust, National Health Service：A Typical Patient Journey - Northern Devon Healthcare, ＜https://www.northdevonhealth.nhs.uk/services/stroke-services/a-typical-patient-journey/＞

9）CancerCare Manitoba：Patient Pathway Diagrams, ＜https://www.cancercare.mb.ca/Patient-Family/planning-your-first-visit/helpful-resources＞

10）細田満和子：チーム医療の基礎知識と目指すべき方向性, 小児看護, 44（7）, p.778-785. 2021.

11）Chloe Macaulay, Polly Powell, Caroline Fertleman.：Learning from Pediatrics Patient Journeys；What Children and Their Families Can Tell Us, CRC Press, 2016.

12）Habermas,J.：Theorie des kommunikativen Handelns,（Bd. 1：Handlungsrationalität und gesellschaftliche Rationalisierung；Bd. 2：Zur Kritik der funktionalistischen Vernunft）, Suhrkamp, 1981.（ハーバーマス著, 河上倫逸, 他訳：コミュニケイション的行為の理論（上・中・下）, 未來社, p.1985-1987.）

13）細田満和子：公衆衛生（Public Health）からみた COVID-19；今こそ大切な共生の思想と実践, 共生科学研究, 16, p.19-27, 2021.

第 3 節

当事者・市民参画への注目
——ピアサポートと患者本位のエンゲージメント

● ● ● **患者会・当事者団体** ● ● ●

　チーム医療に患者や家族の参画が重要になっていることは，第 4 章第 3 節で述べたが，近年ますます，医療への患者・市民参画は重要な要素となっている。

　かつての医療は主に専門家主導で行われており，社会学では 1970 年代にフリードソンがこうした医師を頂点としたヒエラルキー構造を「医療の専門家支配」と批判的に概念化した [1]。日本の医療界においても，専門家支配仮説が当てはまり [2]，医師を頂点とする階層構造にあり，患者は医療の受け手として受動的な立場であることが多かった。しかし，超高齢社会や，社会保障政策の転換期，医療過誤における裁判結果の変化，さらにはバイオエシックス（生命倫理学）や患者の自己決定の尊重など，社会や医療界の激しい状況変化が起こり，1990 年代になってさまざまな職種が協働する必要性から「チーム医療」が求められるようになってきた [3]。ただし専門家が良かれと思って行ったことは，必ずしも当事者にとって「善いこと」とは限らず，患者中心の医療とは程遠いものになってしまうことも少なくない。

　そこで今日，患者や一般市民が医療に参画する当事者（患者）・市民協働参画（Patient and Public Involvement；PPI）や，医療だけではなく企業や学校，健康産業などのさまざまなステークホルダーが協働する患者中心のエンゲージメントという概念が注目されている。患者や一般市民が医療に参

加することは，患者の苦情をすくい上げたり患者からのフィードバックを得たりするだけに留まらない。医療者は当事者や一般市民とより協力的なパートナーシップを結ぶことができ，よりよい医療になる可能性も指摘されている[4]。こうした医療の大きな革新を導き出すような動きは，「健康に関する社会運動」と言われている。

●●●● 健康に関する社会運動（HSMs）　●●●

　患者当事者や市民による医療や健康に関する発信や取り組みは，「健康に関する社会運動（Health Social Movements；HSMs）」として近年注目されている[5]。HSMs についての研究の多くは，この運動の成果を高く評価しており，この運動によって病気の治療法の開発が進んだり，病気が保険診療の対象になったり，病気に対する社会的理解が深まったりしているという。

　例えば女性の健康運動は，女性に固有な健康と病気があるという問題提起をして医学概念を刷新し，乳がんや生殖補助医療についての治療法開発に資金を提供し，患者が治療法を選択できる可能性を広げてきた[6]。また，ハンチントン病の遺伝子診断技術が開発されたのも，ハンチントン病の家系をもつ家族が研究者に資金を提供し，家族の一員が自ら研究者として診断技術の開発に従事したからであった[7]。HIV/AIDS の活動家たちは，治療法を開発する医学研究に資金を提供し，医療者に代替治療への理解を深めるよう促した[8]。精神障害者の権利活動は，薬物使用からカウンセリングを中心にした治療の選好を表明し，医療者の治療ケア方針の大きな変更を促し，精神病院への収容ではなく地域社会に住みながら治療ケアを受けられる道を開いた。さらに精神障害者が適切な治療を受けられる権利と共に，一定の治療を拒否できる権利も獲得してきた[9]。身体障害者の権利活動は，1990 年の ADA（Americans with Disabilities Act）の成立への原動力になったことに代表されるよう，身体障害者の公共の建物へのアクセスを整備し，雇用における差別を不当なものとした[10]。さらに，公害・環境汚

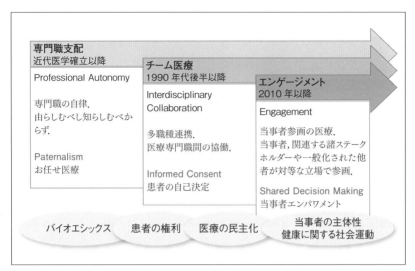

図 28　患者（経験者／サバイバー／当事者）と専門職・関係者とのあり方の変遷

染によって引き起こされる病気の患者などによる活動では，化学物質や放射能などの危険要素が環境汚染を引き起こし人々の健康を損ねていることを，汚染物質を排出する企業に認めさせ，政府や企業に補償するように訴えた[11)12)]。日本におけるハンセン病回復者たちの差別や偏見をなくす運動や「らい予防法」廃止運動も，HSMs の一つに数えられるだろう[13)14)]。

　以上のように，病気や障害を持つ当事者たちは，医療者や行政や社会に対してさまざまな働きかけをしている。この一連の動きが，健康に関する社会運動と総称されており，ブラウンは次の 3 つに類型化した。

A）保健医療サービスへのアクセスを求める運動

B）健康上の不平等や人種，民族，ジェンダー（性別），階級，セクシュアリティ（性的志向性）による不平等を問題化する運動

C）病いや障害を持ちながら生きる人が，自らの経験に基づいて，病いや障害と共に生きるより良いあり方を求める運動で，健康具現運動（Embodied Health Movement；EHM）と名づけられるもの。

　ちなみにこの分類は理念型であるので，一つの運動がいくつかの分類を横断することもある。以上で見てきたような患者，一般市民，関係者(諸ステークホルダー)，医療専門職の在り方の変遷を**図 28** のようにまとめた。患者や患者家族や職場などの関係者もチームの一員として医療に参画する考え方は，エンゲージメントや健康に関する社会運動の概念に近い。

引用・参考文献

1）Freidson, E.：Professional Dominance：The Social Structure of Medical Care, Atherton Press, Inc, 1970. 1(進藤雄三・宝月誠訳：医療と専門家支配，恒星社厚生閣，1992.)

2）中川輝彦，黒田浩一郎編：〔新版〕現代医療の社会学—日本の現状と課題(世界思想ゼミナール)，世界思想社，2015.

3）細田満和子：生命倫理はどこから来て，どこへ向かうのか？—生命倫理の歴史と日本への導入—，In：玉井真理子，大谷いづみ編：はじめて出会う生命倫理，有斐閣，2011.

4）Lalani, M., et al.；Patient and public involvement in medical performance processes：A systematic review, Health Expectation, 22(2), p.149-161, 2019.

5）Brown, P., Zavestoski, S. et al.：Embodied Health Movements：New Approaches to Social Movements in Health., Sociology of Health and Illness, 26(1), p.50-80, 2004.

6）Morgen, S.：Into Our Own Hands：The Women's Health Movement in the United States, 1969-1990, New Brunswick, NJ：Rutgers University Press, 2002.

7）Wexler, A.：Mapping Fate：A Memoir of Family, Risk, and Genetic Research, University of California Press, 1995.

8）Epstein, S.：Impure Scienc：Aids, Activism, and the Politics of Knowledge, Berkeley, University of California Press, 1996.

9）Brown, P., Zavestoski, S.：Social Movements in Health：An Introduction, Sociology of Health and Illness, 26(6), p.679-694, 2004.

10）Scotch, Richard：From Good Will to Civil Right：Transforming Federal Disability Policy, Temple University Press, 1984.

11）Brown, P. and Mikkelsen, E.J.：No Safe Place：Toxic Waste, Luekemia, and

Community Action. Berkeley：University of California press, 1990.

12）栗原彬：証言 水俣病，岩波新書，2000.

13）大谷藤郎：らい予防法廃止の歴史　愛は打ち克ち城壁崩れ陥ちぬ，勁草書房，1996.

14）細田満和子，共生社会への長い道のり―「らい予防法」廃止へのハンセン病当事者による運動の軌跡，共生科学，8（8），p.24-35. 2017.

さまざまな患者会・当事者団体

●●● 患者会・当事者団体の目指すもの　　　●●●

　厚生労働省「平成 28 年 国民生活基礎調査」によると，日本で何らかの傷病によって病院に通院している人は人口 1,000 人あたり 390.2 人（4 割弱）。いわゆる働き盛りと言われる 40 代においても人口 1,000 人当たり 275.5 人（4 分の 1 強）が通院している。このような中で，患者の側からも「病気と共に生きる」という新しいあり方が示されている。

　従来患者は，病気になると身体の痛みだけでなく，精神的に動揺・絶望し，就学や就労を諦めてしまう精神的・社会的な痛みをもつ存在と考えられてきた。T. パーソンズは，病人に対する社会からの期待を，「通常の社会的役割から免除される権利」や「病気から回復する権利」という病人役割で示した [1]。病気になると仕事や学校を休むことが認められたり，医療を受けられたりするので当事者にとって利益となる一方で，慢性疾患や障がいのような場合，病者や障がい者は長期にわたって働いたり社会参加したりする機会を奪われるという不利益になることがある [2]。このような状況の中で病者や障がい者は，社会から隔絶され疎外されることになり，「スティグマ（負の烙印付け）」を被ることになる（図 29）。

●●● 新しい病人としての役割　　　●●●

　しかし今日，従来の病人役割とは異なる新しい役割モデルが示されてい

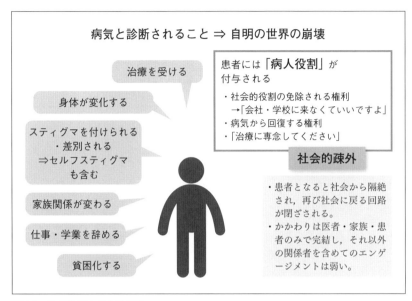

図 29　患者役割と社会的疎外

る。それは，治療を受けつつ，スティグマや差別から自由になり，仕事や
やりたいことを諦めることなく続け，経済的にも安定するというあり方であ
る[3]。実際に病気や障がいがあって治療を続けながらも，就学・就労したり，
日常生活を送ったりすることを望む人，または実践している人が増えてい
る。この状況は図30に示したが，病や障がいと共に生きるためには，医療
者や家族だけではなく，同僚や地域社会などの広いエンゲージメントが必
要となる。

　そして，こうした従来とは異なる新しい病人役割を広く知らせ，自らロ
ールモデルを示している患者団体が，今，各地で設立されて活動を行って
いる。そうした団体は，さまざまな疾患ごとのものから疾患横断的な総合
的なものまで，地域的なものから全国的なものまで多様であり，健康に関
する社会運動（HSMs）が起きているといえるだろう。

　従来のイメージで，職場や家族が病気や障がいを持ちながらの就労や地

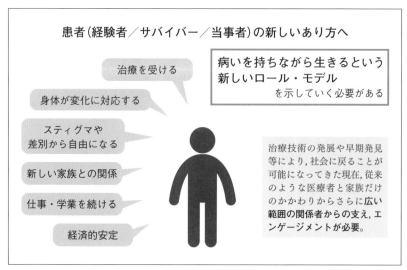

図 30　病気や障がいと共に生きるためのエンゲージメント

域生活を理解できなかったり，本人自身が諦めてしまったりすることがある。病気や障害の当事者はなかなか一歩を踏み出せないでいる。そこで，病を持ちながら生きることを支えることを支援する患者会や当事者団体や市民などを交えたチーム・アプローチが必要になる。

　当事者・市民等など医療の利用者は，専門家では気づかないことを伝えたり，専門家と協働して他の患者・利用者の大きな支えとなったりする。同様の病気や障害を持つ患者当事者（＝ピア）が相談にのったり支援をしたりすることもある。これは，ピアサポートと言われている。そして，ピアサポートを行う当事者はピアサポーターと呼ばれている。ピアサポーターは，病気や障害への向き合い方，就学や就労に対する不安への対処などについての経験知を持っている。そこで，不安を抱える患者に対して，経験知を基に相談に乗ったり支援をしたりすることができる。

　誰もがピアサポーターとしての活動ができるわけではないが，一定の知識や技術に関する研修を受けた上でピアサポートが行われることは，患者

の治療やリハビリテーションや生活の再建に効果があることが期待されている。それだけでなく，ピアサポートを行う当事者自身にとってもエンパワメントとなり，自信につながることが指摘されている[4]。

　ここでは例として脳卒中，がん，慢性疾患，難病の 4 つの患者団体について紹介する。これらの団体は，病気や病人に対するイメージを変革しようとする運動をしたり，先輩患者が後輩患者の心理的支援をしたり患者同士が情報交換や交流をしたりするピアサポートをしたり，さまざまな職種や立場の人々が患者当事者とかかわっていく交流活動をしたりしている。

●●● 脳卒中（日本脳損傷者ケアリング・コミュニティ学会）●●●

　一般社団法人日本脳損傷者ケアリング・コミュニティ学会（以下，ケアコミ）は，2015 年に設立されたコミュニティで暮らす脳損傷者，家族，市民，哲学者，社会学者，医療職，保健職，福祉職，行政職などからなる団体である。従来から地域リハビリテーションを推進してきた三軒茶屋内科リハビリテーションクリニックの長谷川幹氏が理事長を務めている。ケアコミでは，脳損傷者の地域での暮らしに関わるすべての人々が，同じテーブルにつき，さまざまな活動や体験について討議し，コミュニティにおいて実践し，共に生きていく社会づくりを目指している[5]。

　一般的に脳損傷による障害のある方々は，突然の発症に困惑し，発症前と現在の状態のギャップに落胆し，先が見えない不安な状態に陥る[2]。そして周囲の人々も，そうした状態では介護を受けるのが当然と考えがちである。しかし，支援の環境さえある程度整えば，脳卒中になった方々も周囲が驚くほどの回復を見せ，従来とやり方は異なるかもしれないが自分の望むことをできるようになる。その背後には多くの困難や努力があるが，苦難を乗り越えた人々は周囲に大きな正の影響を及ぼすのも事実である。

　ケアコミではこうした現象を組み込み，障がいのある方々が周囲から一方向で介護を受けるだけでなく，お互いに影響し合い，ケアリングの関係を深めていこうとする。具体的な活動としては，全国大会を年 1 回開くと

ともに，各種委員会（研究委員会，研修委員会，当事者社会参加推進委員会，スポーツ・文化委員会，広報委員会）の活動がある（図31）。脳損傷のある人，市民，医療保健福祉職，行政職，学者などが一体となって活動している。

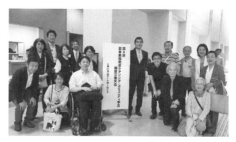

図31　2019 年 5 月に開催された日本脳損傷者ケアリング・コミュニティ学会，湘南二宮大会（筆者提供）

●●● コレクティブ・インパクトをもたらす CancerX ●●●

今，日本人の 2 人に 1 人はがんで，毎年新たに 100 万人ががんになる時代になっている。がん対策基本法を基にがんの治療体制が整備され，治療技術も治療薬もかつてと比べて著しく進展している。ところが，がんに対する意識は従来のままで，「不治の病」というイメージが付きまとう。そして，がんと診断されると動揺して，「頭の中が真っ白になる」という経験を多くの方がする。

このような状況に対して，がんに関係するすべての人が情報や経験を共有し，アイデアをぶつけ合い，イノベーションの糧にしていこうとする団体として一般社団法人 CancerX（キャンサー・エックス）が設立された[6]。発起人はがん当事者の鈴木美穂氏，その友人の半澤絵里奈氏，MD アンダーソンがんセンター教授でがん当事者の上野直人氏らで，患者会の枠を超えた，全国的でボランタリックな社会運動組織（Nationwide Voluntary Social Movement Organization）として活動を行っている。

CancerX は，「がん」経験者，家族や友人，職場の同僚など立場は違っても，すべての人が「がん」の当事者と言えると考え，立場を越えたあらゆる人々を掛け合わせ，がんとの新しい付き合い方を提案しようとする。2019 年 2 月に開催された第 1 回の CancerX では，がん当事者，家族，医療者，一般

企業，製薬会社，政治家，行政などさまざまな立場からの参加者が集い，がんのイメージを変え，みんなでがんと向き合える環境をつくり，「がんと言われても動揺しない社会」を目指すことが宣言された。これは多様なステークホルダーが集まり社会変革を起こす

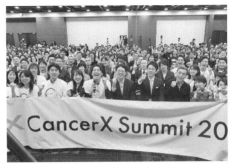

図32　2019年2月に開催されたCancerXサミット（CancerX提供）

「コレクティブ・インパクト」の重要な実践で，健康に関する社会運動（HSMs）といえよう。（**図32**）。

●●● 疾患によらない患者会ピーペック　●●●

　一般社団法人ピーペック（PPeCC）はさまざまな疾患の患者の集う患者会で，2019年に代表理事の宿野部武志氏を中心に設立された[7]。宿野部氏は3歳で慢性腎炎に罹患し，18歳から透析を始めて以来30年近い透析患者経験を持つ。2013年に腎臓病患者のためのウェブサイト「じんラボ」を立ち上げ，その後，疾患横断的な会もあったほうがいいと考えてPPeCCを始めた。名前の由来は，Power to the People with Chronic Conditions（病気をもつ人に力を）という言葉の頭文字である。

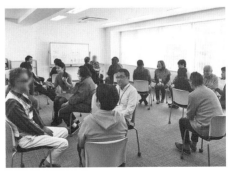

図33　腎臓病をもつ方のピアサポート活動の様子（PPeCC提供）

　この患者会には，難病（希少・難治性疾患）や，がん，

精神疾患，生活習慣病などの病気をもつ人たちが集い，病気があっても大丈夫と言える社会にしていくことを目指して活動している。病気になると日常生活で困ることが増えるが，「病気をもつすべての人が，自分らしく輝くことができる」ような社会を構想し，患者団体・患者支援団体がより充実した活動を行えるよう支援しつつ，社会に対しても働きかけを行っている（図 33）。

●●● 筋痛性脳脊髄炎の会　　　　　　　　　　　●●●

　NPO 法人筋痛性脳脊髄炎の会（Myalgic Encephalomyelitis；ME の会）は，当事者ですでに 30 年来この病気を患う篠原三惠子氏が代表となり，2012 年に設立された[8]。筋痛性脳脊髄炎は，慢性疲労症候群（Chronic Fatigue Syndrome；CFS）という名前でも知られ，ME/CFS と併記されることが多い。ME/CFS は，WHO の国際疾病分類において神経系疾患と分類されている難病だが，日本では 1990 年代になってから「慢性疲労症候群」として紹介された。

　日本における ME/CFS の患者数は約 10 万人と推定されている。アメリカでは 80 万人余りから 250 万人と推定されており[注1)9]，全世界では 1,700 万人の患者がいるといわれている。

　患者の多くは職業生活や日常生活を送ることが困難になり，一部は起き上がることも困難で寝たきりに近くなったり，胃ろうや経管栄養が必要になったりしている。身体状況の悪化で通院さえできない患者もいて医療者との接触が断たれてしまうため，医療者の患者把握が困難になってしまい，病気の深刻さを医療者が認識できないでいる側面もある[10]。

　ME/CFS という病名を医療者や家族に伝えて苦境を理解してもらおうと思っても，かえって医療者や家族は疑義を持つようになるという理不尽な状況が生じる。患者は，社会の人とつながりを持てる機会を求めているのに，この病気であるがゆえに，社会的信用を失うことになってしまうのだ。

　このように苦境にある患者の中から，状況を変えようとして立ち上がる

人々や集団が各地で出てきており，正当な「必要（ニーズ）」があることを示してME/CFS の患者支援や病気の社会的理解を促すアドボカシー活動をしている（図34）。そのひとつが「ME の会」である。

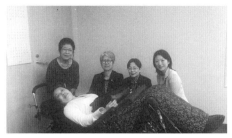

図 34　日本看護協会に表敬訪問をする「筋痛性脳脊髄炎の会」メンバー（筆者提供）

　ME の会では，病気についての映画の上映会開催，ドキュメンタリー映画の制作，医療・福祉専門職・一般市民への啓発活動，海外の診断基準をはじめとする最新情報の翻訳，海外の専門医を招聘し講演会等を開催，議員への陳情を含むアドボカシー活動，患者同士の触れ合いの場の提供，医療福祉系学生への講義などさまざまな活動を行っている。

　時には，この病気を疲労の病気だと間違って理解している医師団が出したME/CFS のガイドラインが，世界水準では医学的に誤りであることを検証し，警告を送るような活動もしている。また，新型コロナウイルス感染症患者の中に後遺症として ME となる人も少なくないことから，2020 年 5 月には新型コロナウイルス患者実態調査をしたり，ME が疑われる被調査対象者を専門医に紹介したりした。

●●● ピアサポートの重要性——「チーム医療」と当事者 ●●●

　上記のような団体は，患者のエンパワメントやピアサポートなどに大きな役割を持つ。医療の発展により，病いや障がいを持ちながら，就学や就労，また地域で日常生活を送ることを望む人が増えてきたが，それは患者・医療者間の良好なコミュニケーションにより決定された治療方針，さらには患者自身の病気や障がいに対する心構えやセルフケアに大きく依存する。そこで，経験ある患者・当事者が，患者・医療者間のコミュニケーションの溝を埋め，また患者に病気への向き合い方，セルフケアのアドバイスを行う

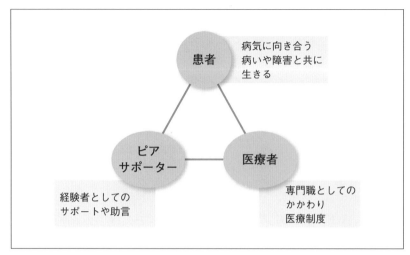

図35　ピアを含めたチーム・アプローチ

ピアサポートが極めて有効である。ピアサポーターは当事者の医療への参画として，一部ではあるが医療従事者の側からも求められている（**図35**）。

　ただし現状は，医療従事者にも患者にもピアサポーターが十分に認知されておらず，またピアサポーターもボランティアの域を出ていない。ピアサポーターの役割が発揮されて持続可能であるためには，医療制度や行政組織に位置づけたり，有償化の道筋を拓いたりすることが望まれている。ここでは4つの患者会や社会運動組織等を紹介したが，疾患や障がい部位それぞれのものや，疾患や障がいに寄らないものなど，全国にはたくさんの当事者組織がある。医療従事者が会員になっているものもあれば，そうでないものもある。医療従事者も患者会のことを知り，「チーム医療」を担う重要なメンバーと考えることが必要である。

注

注1）米国疾病予防管理センター（CDC）のホームページでは，アメリカ医療院（The Institute of Medicine；IOM）の2015年のレポートとしてこの数字を示

しているが，多くの患者がいまだに診断されていないことも書き添えている。

引用・参考文献

1）Parsons, T.：Social System, Free Press, 1951.（佐藤勉訳：社会体系論，青木書店，1974.）

2）細田満和子：脳卒中を生きる意味　病いと障害の社会学，青海社，2006.

3）細田満和子：がんについての社会学的考察の試み，In：「がん患者本位のエンゲージメント」を考える会：「がん患者本位のエンゲージメント」を目指して，日経 BP，p.190-193，2021.

4）Doull, M.,et.al.：Peer support strategies for improving the health and well‐being of individuals with chronic diseases, Cochrane Database System Review. 2017 Jun；2017（6）：CD005352．＜https://www.ncbi.nlm.nih.gov/pmc/articles/PMC6481508/＞

5）一般社団法人日本脳損傷者ケアリング・コミュニティ学会．＜http://caring-jp.com/wp/＞

6）一般社団法人 CancerX．＜https://cancerx.jp/＞

7）一般社団法人 PPeCC．＜https://ppecc.jp/＞

8）NPO 法人筋痛性脳脊髄炎の会（ME/CFS の会）．＜https://mecfsj.wordpress.com/＞

9）Institute of Medicine：Beyond Myalgic Encephalomyelitis / Chronic Fatigue Syndrome: Redefining an Illness, 2015．＜https://www.nap.edu/resource/19012/MECFScliniciansguide.pdf＞

10）細田満和子：声を上げる患者たち　社会の中で生きるためのしなやかな闘い，In：浅見省吾編：死ぬ意味と生きる意味　難病の現場から見る終末医療と命のあり方（上智大学新書），ぎょうせい，p.255-288．2013.

医療と教育の連携

●●● 「チーム学校」──学校現場での多職種協働 ●●●

　今日，看護師の働く場所は多岐にわたっている。地域，企業，学校などに勤務する看護師は，医療従事者間の連携だけではなく，行政職，介護職や福祉職，教員などと連携し，協働していく場が広がっている。ここでは主に，学校における医療と教育の連携について「チーム学校」をキーワードとして見ていく。

　2014 年の障害者差別解消法の制定や社会的理解が進み，学校現場では障がいがあったり医療的ケアを必要としたりする子どもたちの受け入れが進んでいる。2015 年 7 月には，文部科学省中央教育審議会から「チーム学校としての在り方と今後の改善方策について」(チームとしての学校・教職員の在り方に関する作業部会 中間まとめ)が発表された[1]。それによると，日本における教員は，学習指導のみならず生徒指導面も行うことで生徒を総合的に把握した指導ができ高い成果を上げている。しかし，その一方で，学校は複雑化，多様化した課題を抱え，教員の専門性だけでは対応が困難とされる事象が生じている。そこで「チームとしての学校」の整備が求められるというのだ。

　実際に学校現場において，子どもの成長を育み，健康を守るためには，多職種がそれぞれの専門性を生かしながら対応することが重要である。ここでは学校という場における医療と教育の協働の課題，「チーム学校」の意義について論点を整理してみたい。こうした作業は「チーム医療」を考えて

ゆく際にも参考になるだろう。

●●● 医療的ケア児への多職種協働の困難　　　●●●

　胃ろうがあったり人工呼吸器をつけていたりする医療的ケア児が学校で学ぶためには，教員や養護教諭だけでは十分な対応をすることは難しい。そこで地方自治体によっては，看護師を雇用して，医療的ケア児が普通学校で学ぶ体制を整備しているところもある。筆者の指導した大学院生の荻野貴美子氏は，そのような看護師の一人である。荻野氏は，看護師としての経験が20年ちかくあり，看護学校でも教員として勤めたことがあるが，2012年から公立中学校に入学した医療的ケアの必要な生徒のケアのため，特別支援教育支援員として学校に勤務している。教育現場で医療を提供することの困難と乗り越えを経験したので，それを研究課題にして修士論文にまとめた[2]。

　荻野氏が最初に担当した生徒は二分脊椎症で，移動には車いすを使っていた。この生徒は，中学校という初めての環境の中で，学習面や同級生との人間関係構築に困難を感じていた。また，この学級の教員も，生徒に対する合理的配慮を踏まえた学習指導，生徒を取り巻く学習環境の調整に苦慮していた。このような状況の中で，看護師であり特別支援教育支援員である荻野氏は，医療的ケアは行えたが，生徒への合理的配慮を踏まえた教育活動が十分でないことを認識していた。

●●● 教育と医療の協働　　　●●●

　しかしやがて，生徒本人，生徒の親，担任の教員，養護教諭と情報共有を進めていった。そして，どのような症状や障がいの程度により医療的ケアが必要なのか，いかなる対応をすると生徒が学びやすくなるのかを共に理解し合うことに努めた。

　その第一歩は，学校現場という新しい世界では教育と医療との間に情報面で大きくて深い溝があることに気づいたことである。たとえば荻野氏は，

看護師の視点から医療的ケア情報を教員に提供する際，教員に情報を十分に理解してもらうことが難しいことがしばしばあったという。教員は，シャントや排泄障害などといった医療的用語になじみが薄いので，言葉だけでは正確に情報が伝わらないことが多かった。そこで，荻野氏は図や写真などを用意して丁寧に教員に解説して，生徒の困り具合を理解してもらうようにした。このように，丁寧に説明をすることによって教員に生徒の病状を理解してもらったので，生徒の安全環境確保となる改善へとつなげることができた。

　その他にも看護の視点からの助言によって，生徒の教育面での向上につながったことがいくつもあった。例えば当初，生徒は一日中，授業を受ける時も移動するときも車椅子に乗っていた。しかし，看護師の助言によって，生徒が座りやすい椅子が用意された。すると，生徒の集中力は上がり，学習効果が出るようになった。また，遠足などの行事の際も，どのようにすればバスで移動できるか，歩く行程を車いすで行けるかなどを，看護師と教員とで打ち合わせをした。そして必要な準備を十分に話し合って用意することで，最終的に生徒の遠足への参加は可能になった。

　さらに，教員に医療情報の理解を促すことで，教員の生徒への教育的かかわりの質が向上したという成果にもなった。病気や障がいのために医療度が高い状態で普通学校に通う生徒が増えてくることが予想される中，障がいがあってもなくても共に学ぶ場が用意されることはますます重要となってきている。その際に，看護師，教員，養護教諭，校長，教育委員会，主治医など，関係するさまざまな主体が情報を共有し，話し合うことは重要である。

　「チーム学校」は，医療と教育の連携・協働という課題に対応するための一助になりうるだろう。また，「チーム学校」は「チーム医療」の4つの要素で分析することもできる。すなわち「専門性志向」「こども中心志向」「職種構成志向」「協働志向」である。学校という場における医療と教育の協働によって，インクルーシブな学びの場が実現されることを望む。

●●● 特別支援における教育・医療・福祉の連携の必要性 ●●●

　ここではボストンやスウェーデンでの特別支援の教育関連機関の視察や当事者や専門職との交流から，発達障がいで日常生活に課題を抱える子どもや家族を支える教育・医療・福祉の連携の必要性，それを実現するための共創（Co-creation）の重要性を記す[3]。

　当地では，発達障がい児・者に対応したさまざまな施設（学校，病院，クリニック，療育所，就労支援所など）で，いろいろな方（当事者，親の会，各施設の長，教員，医師，心理士，作業療法士など）がかかわり合って子どもの育ちを支援している。多様な施設があり，多くの専門職がコミュニケーションをとり組織的に子どもの成長にかかわっているのだ。

　こうした取り組みは 2000 年以降くらいに本格化した割と歴史が浅いもので，親の会や専門職などが協力し合ってアドボカシー活動を積極的に行って実現してきた。それまで当事者や親たちは，さまざまな苦しさや困難を理解されず，「親の育て方がよくない」「問題行動を起こす厄介な子ども」と非難され，支援を受けることもできず，問題を個人で抱え込むしかなかった。

　そのような中で当事者，親，教育・医療・福祉の専門職や研究者などの関係者が，発達障がいを正しく理解する研究を重ねたり，支援の必要性を訴えるアドボカシー活動をしたりして，教育・医療・福祉の連携の必要性を訴え，実践例を示すようになった。こうした共創が，政治家や政策を動かし，施設運営や研究に予算が回され，子どもに合った学びの場が用意されてきたのだ。

　日本でもこうした動きが広がり，適切な支援を得て自律した生活を送ることができることが，困難を持つ人の「権利」として当たり前になることを望む。

引用・参考文献

　1）中央教育審議会：チームとしての学校の在り方と今後の改善方策について（答

申），2015. <https://www.mext.go.jp/b_menu/shingi/chukyo/chukyo0/toushin/__icsFiles/afieldfile/2016/02/05/1365657_00.pdf >

2）荻野貴美子（看護師）：障がいを持つ子どもの医療と教育の連携に関する研究―公立の中学校で学ぶ二分脊椎を持つ生徒への支援を事例に―，星槎大学大学院修士論文，2015.

3）細田満和子：グローカル共生社会へのヒント　いのちと健康を守る世界の現場から，星槎大学出版会，2015.

第 7 章

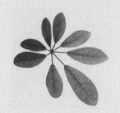

「チーム医療ワークショップ」
の方法と実践例

チーム医療ワークショップ

　筆者は，医療系大学や大学院の講義，病院や認定看護師や認定看護管理者の講習，医療・看護系学会での講演などにおいて，チーム医療や多職種連携に関するテーマで講師を務めることがしばしばある。受講者や聴衆は，看護職だけでなく医師，理学療法士，作業療法士，言語聴覚士，臨床工学技士，医事課職員などさまざまである。看護職の場合も，主任や師長など一定の看護経験のある現場責任者クラスから新人や看護学生まで，認定看護師，助産師など多様である。こうした講義や講習の際には，30 分から 1 時間程度の時間をとって「チーム医療ワークショップ」を行っている。

　この「チーム医療ワークショップ」では，参加者 5，6 人で一つのグループになってもらい，多職種連携で患者にとって良い医療ケアができたエピソードと，多職種連携が難しかったエピソードについて話し合ってもらう。そしてどうしてうまくいったのか，なぜうまくいかなかったかについて考えてもらい，先に紹介したチーム医療の 4 つの要素——専門性志向・患者志向・職種構成志向・協働志向——を使って説明していただく。そして，みんなの前で発表していただく。

　話し合いが盛り上がって時間が足りなくなることもしばしばあるが，このワークショップは参加者にとって興味があるというだけでなく，大事な学びを得る機会になっているとおおむね好評である。ワークショップは，現場で経験してきた「チーム医療」はどのようなものだったのか，チーム医療がうまくいかなかったのはどのような状況だったのかを思い出すきっか

けになる。そして現場での経験を「チーム医療」の４つの要素を使って説明することは，現場での実践の分析になり，何が現場での課題であったのかが明らかになってくるという効果がある。以下に方法を示すので，参考にして，ぜひ病院や教室などでワークショップを実施していただきたい。

● ● ● ワークショップの方法　　　　　　● ● ●

【ワークショップの進め方】
①模造紙，付箋，ペンなどを用意する。
②全体のファシリテーターを決める。
③ファシリテーターが，参加者を5，6のグループに分ける。ファシリテーターは，「チーム医療」の４つの要素を十分に理解していることが望ましい。
④グループのメンバーで自己紹介をする（名前，職種，勤務場所，自分の職種の特徴等）。
⑤「多職種連携で患者にとって良い医療ケアができたエピソード」「多職種連携が難しかったエピソード」を紹介し合う。

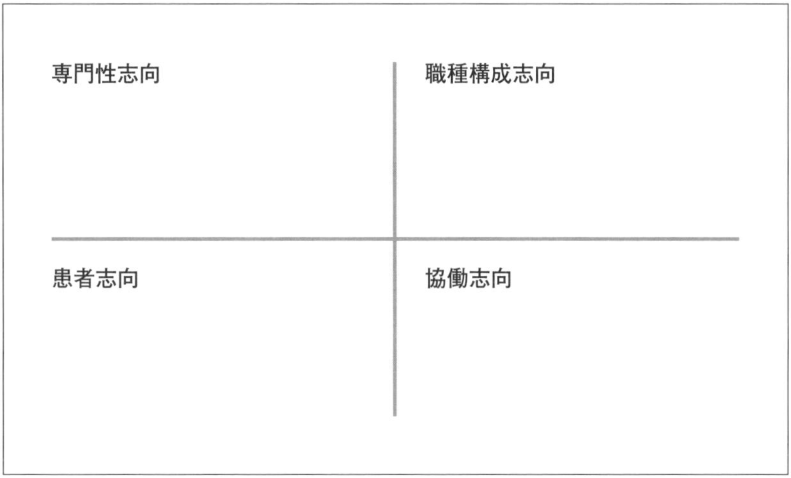

専門性志向	職種構成志向
患者志向	協働志向

図 36　「チーム医療」の４つの要素　分析シート

⑥「良い医療ケアができた」という背景にはどのようなことがあったのかを，ひとつの付箋に一項目ずつ書いていく。「難しかった」という場合も同様に，付箋に書いていく。なるべくたくさんの項目を書き込んでいくことが望ましい。

⑦付箋に書いた項目は，「チーム医療」の4つの要素（専門性志向，患者志向，職種構成志向，協働志向）のどこに当たるかを考えて，付箋を図36の分析シート（模造紙）に貼っていく。

⑧「チーム医療」の4つの要素を参考に，どのような条件があったから「良い医療ケアができたか」を，グループで話し合う。また，「難しかった」場合は，どこを改善すればよいのかを話し合う。

⑨全体に戻って，グループごとに話し合った内容を発表する。

　以下では，これまでのワークショップでの話し合いを統合して，架空のエピソードを示す。チーム医療がうまくいったエピソードについての分析と考察を【事例1】，難しかったエピソードについての分析と考察を【事例2】として紹介する。

【事例1】
　認知症患者のAさんは舌がんもあり，身寄りがなく生活保護を受けており，緩和ケアか手術か，チームのメンバーは方針を決めかねていた。Aさんは「口から食べたい」という意志が強いが，手術をすると食べられなくなってしまう。一方，緩和ケアを選択すると，自病院ではできないので転院調整が必要であり，生活保護受給者のため役所の意見もあり，緩和ケアは難しいという意見も出されていた。医師は手術をすることが最善と考えていた。このような状況の中で，多職種（主治医，精神腫瘍科，がん看護専門看護師，受け持ち看護師，薬剤師，医療ソーシャルワーカー，言語聴覚士，区役所職員）で方針を協議した。その結果，Aさんの希望にもっとも近い緩和ケアを行える病院への転院が可能になった。

専門性志向	職種構成志向
主治医，精神腫瘍科，がん専門看護師，受け持ち看護師，薬剤師，医療ソーシャルワーカー，言語聴覚士，区役所職員がそれぞれ高い専門性を持っていた。	主治医，精神腫瘍科，がん専門看護師，受け持ち看護師，薬剤師，医療ソーシャルワーカー，言語聴覚士，区役所職員という多職種がチームメンバーとして存在していた。
患者志向	協働志向
「食事を食べたい」という患者の希望が明確にあった。そしてこの希望をメンバー全員が尊重していた。	患者の希望を叶えるという目標がメンバー全員に共有され，それぞれの専門性が認められて，協力できた。

図 37　事例 1 の分析

　このエピソードを 4 つの要素で分析すると**図 37** のようになる。

　このような分析を経て，どのようにして患者の望むような方針がたてられたのか，その背後にはどのようなチーム医療があったのかを考察できた。専門性志向・患者志向・職種構成志向・協働志向のすべてがあったからこそ，患者とかかわる医療職が皆，患者の希望を共有でき，その実現のために力を合わせることができ，成功につながったことがわかった事例であった。

【事例 2】
　大学病院に入院する B さんは，人工呼吸器をつけており全身疼痛がある患者だが，自宅に帰ることを希望していた。家族も患者の自宅への退院を望んでおり，新車を購入して待っていた。看護師は，患者の意向をくみたいと考えていたが，医師は治療を優先した方がいいと考えており，患者や家族のはざまで難しい立場であった。このような状況の中で，看護師，呼

専門性志向 呼吸器内科医：現状での退院は難しい 緩和ケア医：治療を優先したい 看護師：自宅に帰してあげたい	**職種構成志向** 呼吸器内科医（主治医），看護師，理学療法士，臨床工学技士，栄養士，薬剤師
患者志向 呼吸器をつけていて全身疼痛があるが自宅に帰りたい。	**協働志向** 全職種とも，患者の希望に沿って自宅に帰してあげたいという思いがあったが，身体状況を鑑みると難しいと考え，呼吸器離脱を当面の目標とした。

図 38　事例 2 の分析

吸器内科医，理学療法士，臨床工学技士，栄養士，薬剤師の多職種でカンファレンスを行い，方針を決めるカンファレンスを行った。

　患者の人工呼吸器離脱はすぐには難しいという医師の判断で，多職種で取り組んで人工呼吸器離脱ができるようになったら帰宅できるということになった。しかし，その後患者は急変して，自宅に帰ることなく亡くなった。

　この経験を振り返って看護師は，患者のために同じ方向を向いているときの話し合いはスムーズにいくが，方向性が違っている時はどこに向いていくのか難しいと考えたという。そして，カンファレンスに緩和ケアや精神科リエゾンチームを呼んでいたら状況は変わっていたかもしれないと考えた（図 38）。

　以上，ワークショップの様子を事例 1 と事例 2 で紹介したが，チーム医療がうまくいったエピソードからも，難しかったエピソードからも，参加者にとって多くの学びがあったことが認められた。

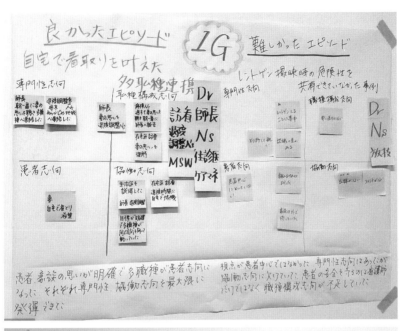

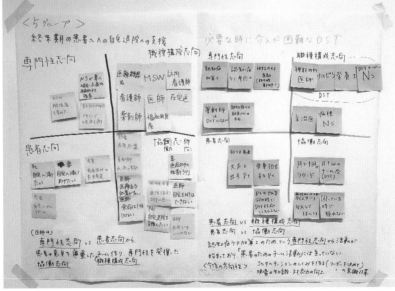

図 39　ワークショップでの分析の様子

　図 39, 図 40 にワークショップ実践中の様子の一例を示す。読者の皆さんも，ぜひこの「チーム医療」の 4 つの要素を使って，ご自身のチーム医療の経験を振り返ってみてほしい。新しい発見があるのではないかと思う。

本書の解説資料と「チーム医療ワークショップの進め方と
分析シート」を以下の URL からダウンロードできます。
https://www.jnapc.co.jp/products/detail/3915

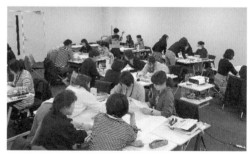

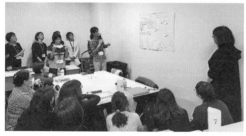

図 40　ワークショップの様子

関連論文

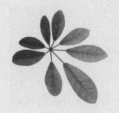

メディカルスタッフと
「チーム医療」

メディカルスタッフと「チーム医療」
——現代医療における医療従事者の関係性

1 メディカルスタッフ小史

〈1-1 ノンフィジシャン・ヘルスケアワーカー〉

本稿では近代以降の欧米先進国（特にアメリカ）と日本におけるメディカルスタッフの基本的特徴とその展開について述べ（第1節，第2節），今日のメディカルスタッフが抱える課題について，医療社会学はどのような寄与をなしうるかについて記す（第3節）。

ところで，メディカルスタッフとは何か。日本においてメディカルスタッフとは，一般に医師以外の医療従事者——看護師，薬剤師，診療放射線技師，臨床検査技師，理学療法士，作業療法士など——のことを指している。看護師に関しては，メディカルスタッフに含めるかどうか意見の分かれるところであり，医師と看護師を除いた医療従事者がメディカルスタッフと呼ばれることもある。

かつて，医師以外の医療従事者はパラメディカル（para-medical）と呼ばれていた。しかし，従属的な意味合いをふくむパラ（para）という接頭辞は，医療従事者の間に階層制（ヒエラルキー）があることをあらかじめ暗示してしまうのではないかという批判が持ち上がった。そこで，こうした問題を避けるため，同等の関係性を示すコ（co）という接頭辞が好まれて，コメディカル（co-medical）という言葉が使用されるようになった。近年ではメディカルスタッフという言葉が登場し，医師や看護師との区別を取り除いた，より包括的な言い方が好まれる場合もある。

ちなみに英語圏で医療に従事する人々は，ヘルスケア・ワーカー（health-

care worker：保健従事者）やプラクティショナー（practitioner：実践家），ヘル
スケア・パーソネル（heath-care personnel：保健従事者），メディカル・パーソ
ネル（medical personnel：医療従事者）などと呼ばれている。そして特にフィジ
シャン（physician：医師）以外を指すときには，ノンフィジシャン・ヘルスケア
ワーカー（non-physician health-care worker：非医師保健従事者），あるいは
ノンフィジシャン・プラクティショナー（non-physician practitioner：非医師実
践家）などと呼んでいる。

　よって本来は，英語圏における医師以外の医療従事者を指すときは，ノンフ
ィジシャン・ヘルスケアワーカーと表記すべきであるが，煩雑さを避けるため
に，医師以外の医療従事者については，本稿を通じてメディカルスタッフと呼
ぶことにする。

〈1-2　医師による専門職支配とメディカルスタッフ〉

　近代以前にも医療に従事している職種が存在しており，西欧社会以外でも
病気を癒すことを業として行っている人がいることは，歴史学や文化人類学の
知見が示すとおりである。しかし，それらは今日私たちが思い浮かべるような，
医師，看護師，薬剤師などといった医療従事者とは大きく意味合いが異なる。

　すなわちかつては顧客（患者）さえいれば特に科学知識がなくても医師にな
れたし，キリスト教の宗教的サービスの一環として，看病の必要な病人の世話
をする人が看護師と呼ばれていた（Conrad and Schneider［2008：194-195］,
Porter［2006：188］）。そして，薬草の知識に長けた人が頭痛や腹痛などといっ
た人々の訴えに応じた薬を煎じ，コミュニティでの信頼の厚い人が祈りによっ
て病む人を癒してきた（Foster and Anderson,［1978＝1987：93, 101］）。

　ところが，西欧近代社会において状況は大きく異なってきた。すなわち医療
における従事者たちが，専門職（profession）という独特の性質を有するように
なったのである。専門職というのは，職業一般（occupation）のことではなく，
ある特色を持った職業のことを指す（Goode［1957］, Brint［1994］）。つまりあ
る特定の事柄に関して，理論に基づいた知識を適用し，独占的に業務を行う職
能集団が専門職と呼ばれるのである（Abbott［1988：8］）。具体的には，次のよ
うな要件を備えている職業が専門職と考えられている。
① 独自の知識体系が存在し，それが社会的に有用であると認められている。

② 専門的職能集団の自律性（独立しており，自由で，他からの指示を受けない）
　が確保されている。

こうした要件を備えるためには，高度な知識と技術が伝達される高等教育機関や政府による資格付与，倫理綱領を備えた職能集団を形成していることが不可欠と考えられている。

専門職の条件を真っ先に整えていったのは医師集団であった。アメリカにおいては，現行の医学教育を批判しつつ大学院レベルの高等教育の必要性を訴えたフレクスナー・レポートが1910年に出され，医学教育は一新されるようになった。また，医師の職能団体であるアメリカ医師会（American Medical Association）は，医療水準や倫理を規定して医師資格を統制した。その結果，医師は専門職という立場にたちまち躍り出た。

やがて医療技術が急速に発展し，次々に高度で新しい治療法が開発された。また，2つの世界大戦やポリオの流行などで，社会におけるリハビリテーションを中心とした医療の必要性が高まった。そこで，もはや医師たちだけではその治療を行うことができなくなり，看護師が医療行為の一部を行うようになったり，放射線技師や理学療法士や作業療法士などさまざまな新しい職種が活躍の場を広げていったりした（Brown, R.［1979, 5-6］）。

ただし，この際に医師とメディカルスタッフとの医療における社会的地位には明らかな差があり，医師を頂点にしたヒエラルキーで捉えられるような構造だった。フリードソンは，これを医師による専門職支配と捉えた（Freidson［1970＝1992］）。すなわちすべてのメディカルスタッフは医師の監督下で働き，医師の指示命令を受けて業務を行うという医療ケア体制になっているのである。よってメディカルスタッフは，他から指示を受けないという専門職の条件である自律性を満たしていないとみなされてきた。

このような医師を頂点としたヒエラルキー構造では，あまりにも医学的権威の支配に依存することになり，患者へのサービスのための自己規制が働きにくくなる，とフリードソンは警告していた[1]。そして，医師による支配の構造が再編され，メディカルスタッフにも責任と責務が振り分けられることによって，この問題が乗り越えられることを指摘した（Freidson［1970＝1992：215］）。

〈1-3　医師—メディカルスタッフのゲーム〉

　やがて 1970 年代以降のアメリカでは，医師の専門職支配という構図はもはや現実を的確に捉えていないとみなされるようになった（McKinlay and Darceau［2009］, Light［2009］）。それはいくつかの側面からいえる。マネジドケア⁽²⁾という医療費支払い制度の変化によって病院経営が効率化を求められ，被雇用者としての医師の地位が相対的に低下したこと，人権思想やインフォームド・コンセントの普及によって患者の医療消費者としての意識が高まったこと，医療の高度化や複雑化によってメディカルスタッフの役割が拡大し，それぞれが専門職化を進めていったことなどである（Starr［1982］）。本稿では，最後に挙げた 1970 年代以降のメディカルスタッフの相次ぐ専門職化への動きを概観する。

　まず看護師であるが，医師に遅れをとったとはいえ猛烈な専門職化を推し進めてきた。高度な教育という点に関しては，すでに 1923 年にイェール大学に看護学部が設置された。このことは看護教育の整備の発端となった。

　医師の専門教育のきっかけとなった 1910 年のフレクスナー・レポートに遅れること 38 年，1948 年には社会人類学者のエスター・ブラウンによって，大学レベルの看護教育の必要性を示すブラウン・レポートが提出された（Brown, E.［1948＝1966］）。これは，その後のアメリカでの看護の高等教育化の指針となったと評価されている。

　やがて 1956 年には，コロンビア大学において臨床看護を専門とする修士課程が初めて設置された。1966 年にはアメリカ看護協会（American Nurses Association）の代表議会が，専門職としての看護教育は少なくとも 4 年制大学で行われるべきで，技術職としての看護教育は最低でも 3 年の短期大学で行われるべきという，1965 年に出された声明文を採択した（ANA,［1965］）。

　また，1971 年に刊行された M. メイヤロフの『On Caring』を皮切りに，レニンガー，ローチ，ワトソン，ベナーらのケアリングの理論が展開され，看護師は「ケアにおける専門職」としての地位を確立してきたことも特筆すべきであろう。

　理学療法士（Physical Therapist）については，当初は第一次世界大戦期に負傷した兵士の面倒を見る女性の仕事として始まったが，1940 年代から 70 年代までには，第二次世界大戦や朝鮮戦争から帰ってきた傷病兵が社会復帰するための訓練を行う職種として，活躍の場を広げていった。1940 年代から 50 年

代のポリオ流行期には，回復後のリハビリテーションを行う職種として，1980年代以降は，さらに心臓や整形外科的な手術後の患者のリハビリテーションを行う重要な役割を担う職種として承認されていった。この間理学療法士は，アメリカ理学療法士協会（American Physical Therapy Association）という同業者による組織を結成し，資格化のための法整備を政府に訴え，高度教育化を推進してきた。

　作業療法士（Occupational Therapist）も理学療法士と同様，戦争で傷ついた兵士のリハビリテーションから広まり，同業者組合をつくり，やがて資格のための法整備，高度教育を進めた。診療機器の発達に伴い，より高度で複雑な機械操作が必要になってくると，診療放射線技師（Radiologic Technologist）の活躍の場も広がってきた。診療放射線技師たちは従来からあった職能団体を強化し，やはり国家による資格の認定，教育の標準化を求めて働きかけを行った。

　こうしたメディカルスタッフの専門職化による突き上げによって，医療専門職内における医師の地位は相対的に下落していった[3]。それと同時に，よりよい医療のためには医師とメディカルスタッフがチームを組んで協力することが必須であるという考え方が，大方の医療従事者の共通理解となっていった。

　ステインは，かつてヒエラルキー関係の中で指示―従属のゲームを行ってきた医師と看護師が，今やどちらがうまく協働できるかという新しいゲームの段階に入ったという。すなわち，以前は医師の指示を看護師が受けるというしくみが厳格に守られていて，たとえ看護師が医師に指示を出しているような場面でさえも，医師が指示しているかのように振る舞うというゲームを行ってきた（Stein［1967］）。

　しかしその20年後，もはや看護師は医師と対等な立場で意見を言い，経験のある看護師は新人医師の監督をするようになり，医療チームのリーダーにさえなった。そこで医師と看護師は，どちらがチームの一員としてうまくやっていけるかを競うようになったというのである（Stein, Watts and Howell［1990］）。このことは，看護師に限らず，多くのメディカルスタッフに当てはまるであろう。

　興味深いことにアメリカでは，一人の患者に多くの専門職がチームとして協力するという形は，比較的早い時期から構想されていた。すでに1963年発行のある小児科の雑誌の表紙には，患者である赤ちゃんのベッドサイドに，さまざまな関係する医療職が集まって赤ちゃんを見つめているという写真が載って

いた（The National Foundation［1964］）。その医療職とは，小児科専門看護師，小児科医，医療ソーシャルワーカー，泌尿器科医，病棟管理者，理学療法士，検査技師，神経外科補助者，神経外科医，運動療法士，整形外科医，小児科補助者である。これは，一人の患者に対して，さまざまな職種が対等な立場でかかわるという医療の形を意味している。

　しかし以上で見てきたように，21世紀初頭の我々の視点から歴史を振り返ると，いくらすでに1960年代に理念としての協働は先行してあったにしても，それを実現するのには時間がかかっていることもわかる。今日に至るまでの長い間，医師とメディカルスタッフの協働やチームケアというのは，「やかましいだけの言葉 Buzz words」や「神話 myth」などともいわれてきている。医師とメディカルスタッフのゲームの行方が今後どうなってゆくのか注視したい。

2　日本におけるメディカルスタッフの展開

〈2-1　さまざまなメディカルスタッフ資格の誕生〉

　ここからは日本におけるメディカルスタッフについて概観してみたい。日本では明治以来，自由開業医制が医療体制としてとられており，そこでは医師のみに医療提供者としての権利と義務が負わされることになっていた。

　ところが第二次世界大戦後，1948年に施行されたアメリカの影響を受けた新しい医療法では，診療，看護，検査，事務などの各専門分野を担う医療専門職が協調してまとまっていくことで，よき医療提供が可能になるという医療の形が構想された。このことは，戦争直後に創刊された，厚生省（当時）病院管理研究所と関係の深い『病院』という雑誌の記事を追ってゆくことで検証される。

　そして戦後，従来の医師，薬剤師，看護師に加え，新しい職種が次々に登場した。1951年には診療エックス線技師（のちに診療放射線技師），1958年に衛生検査技師（のちに臨床検査技師と衛生検査技師），1965年には理学療法士と作業療法士，1971年に視能訓練士が誕生した。1987年には，社会福祉士，介護福祉士，臨床工学士，義肢装具士が相次いで国家資格化された。

　こうして戦後から1980年代にかけて，さまざまな専門を異にする職種が，病院という場でそれぞれの専門性を活用して患者の治療ケアに当たるという状況が整備されてきた。

その際に医師とメディカルスタッフの関係は，目標としては対等な立場で協働するというものであったが，現実はアメリカと同様にヒエラルキー構造であったことが指摘されている（進藤［1999：42］）。その決定的な根拠は，医療におけるすべての職種の法律には，業務を行う際には「医師の指示の下に」という条文が必ず入っているということである。この意味するところは，メディカルスタッフの職種は，自らが専門とする領域においても独自で判断ができないということである。ゆえに，メディカルスタッフは専門職の条件である自律性を欠いているとみなされるのである。

〈2-2　メディカルスタッフの専門職化〉

しかしながら近年，日本においてもメディカルスタッフの専門職化という傾向は認められ，アメリカと同様に，医師による専門職支配の構造に変化が生じつつあるといわれている。

看護師に関していえば，1980 年代以降，看護界をあげて専門職化への道を強力に推し進めていったことが認められる（細田［1997］）。1987 年に厚生省（当時）に提出された「看護制度検討会」の報告では，21 世紀に期待される看護師の第一要件として，「専門職として誇りうる社会的評価を受けるものであること」が示されている。そして，個々の看護師が専門職としての自覚を持つとともに，そのことが社会的承認を十分に得られるべきことをめざし，看護界ではさまざまな取り組みが行われてきた。

たとえば 1992 年に看護師等人材確保法が制定されたのを皮切りに，看護教育は従来主流であった看護養成所から大学へと大きく舵が取られた。1992 年当時，看護大学は全国に 14 校しかなかったが，2005 年には 127 校，2008 年には 167 校にまで増えた。大学院も 2005 年には 106 校（修士課程 109，博士課程 46）となった。

かつての看護養成所では，一般に医師が医学の簡易版を看護師に教えていたという。しかし，看護大学では看護研究が行われ，看護学が独自の学問として確立され，その成果を学生に教育することがめざされていた。このことは，専門職の条件であった①独自の知識体系をつくり上げる，ということに当てはまるだろう。

この大学化の動きは，看護学の独自性としてケアリングという概念と実践が

注目されてきたことと連動している。ケアリングは，単なる患者の世話という行為以上の，より哲学的で人間科学に基づいた学問的基盤を持つ看護理論で，1970年代からアメリカで展開された。日本でもこのケアリング理論を吸収する形で，看護学の学問としての確立がめざされた。

メイヤロフの『ケアの本質 On Caring』の日本語訳が1987年に出版されたことは大きな契機であった。さらに1989年に開催された日本看護科学学会第1回国際学術セミナーで，当時コロラド大学看護学部長，ヒューマン・ケアリングセンター所長であったワトソンが，「ヒューマン・ケアリング理論の新次元」という題の講演を行った。この講演は，ケアリングが自分たちの仕事を特徴づけるものだと日本の看護界が考え始めるようになる重要なきっかけとなった（操［1996］）。

また，日本看護協会によって，看護師の上乗せ資格である専門看護師が1996年に，認定看護師が1997年に創設されたことも，看護の専門職化の一環とみなされる。専門看護師は，大学院修士課程にてより高い専門性の教育を受けた看護師が取得できる資格である。認定看護師は，特定の看護分野において，熟練した看護技術と知識を用いて水準の高い看護を実践することが求められる資格である。2008年の時点で，専門看護師240名，認定看護師3,383名が日本看護協会から認定を受けている。

薬剤師や診療放射線技師や臨床検査技師，理学療法士や作業療法士に関しても，専門職化への道が模索されている。たとえば2006年には薬剤師になるための教育年限が4年から6年になり，大学院レベルの教育となった。診療放射線技師や臨床検査技師も，従来は専門学校や短期大学が主流であったが，今日では4年制大学も増えてきている。

このようにメディカルスタッフの高度教育化は，①独自の知識体系が存在しそれが社会的に有用であると認められている，という専門職の条件を満たそうとしていることと捉えられる。しかしながら，メディカルスタッフが全体としてこうした変化を経験し，専門職化しているわけではないということも了解しておく必要がある。黒田は看護師の専門職化を安易に評価するような議論に注意を喚起していたが，これはメディカルスタッフ全体に当てはまることだろう（黒田［1999：70］）。

また，②専門的職能集団の自律性（独立しており，自由で，他からの指示を

受けない)が確保されているかどうかという点において，メディカルスタッフの専門職化は課題を抱えていることも再度指摘される。それは先に見たように，日本の法律において，医師はすべての医業を行えて，看護師や技師等はその中の一部を行えるという規定になっており，業務遂行に当たっては医師の指示が必要とされていることは不変だからである。

〈2-3　協働というゲーム──「チーム医療」〉

しかしながら，今日，医療における職種間のヒエラルキーを取り払うような動きが認められ，ヒエラルキーが医療提供の障害でさえあるという議論が出てきている。アメリカでは，協働というゲームが医師とメディカルスタッフとの間で繰り広げられていることを示したが，日本でも同様の傾向が見られるのである。日本でそれは一般に「チーム医療」といわれ，医療専門職が対等な立場で，それぞれの専門性を生かしながら患者のために協働することを表す概念と実践のことと考えられている（細田［2003, 34-36]）。

実際，近年の医療従事者たちの「チーム医療」への関心は高く，たとえば医療者向けの教科書では，「チーム医療」を目標とすべき医療の形として推奨するといった記述が頻繁に見かけられる。また，病院をあげて「チーム医療」に取り組もうとしていることも多い。

「チーム医療」という言葉自体は，1970年代に医療系雑誌で初出して以来，主に看護師がその必要性を主張してきた。しかし，今日では医師も含めてほとんどすべての医療関連職種が，「チーム医療」の必要性を主張している。

「医学中央雑誌」というデータベースで「チーム医療」をキーワードに論文を検索すると，1990年代の半ばから，「チーム医療」をテーマにした論文が急速に増えていることが明らかである。

各職種による高度な専門性が必要とされる先端医療の場で，あるいは複数の職種が適宜患者の生活を支える在宅医療の場で，また各職種が自らの責務を全うし，疑義があるときは遠慮なく意見が言える環境を整えて医療事故を防止するためなど，さまざまな理由から「チーム医療」は重要だということが叫ばれてきた。「チーム医療」は今日の医療界において，医師もメディカルスタッフも含めた医療専門職がめざすところの医療の形を表現するためのキーワードとなっているといってもよいだろう。

　ただし，医師とメディカルスタッフの協働が口で言うほど簡単ではなく，む
しろ難しいことは，アメリカで1960年代から目指すべきとしてあったのに，
いまだに問題になっていることを思い起こせばよくわかる。

3　今日におけるメディカルスタッフの現状と課題

〈3-1　役割分担とチーム医療〉

　近年の日本では，医師不足という事態に直面し，「医療崩壊」とさえいわれ
る事態を迎えている[4]。また，急速な高齢化の進展によって，医療的ニーズ
も飛躍的に増大すると考えられている。こうした事態への解決策として，医師，
看護師，薬剤師，事務，その他の医療にかかわる職種の役割分担や裁量範囲
の見直しが必要と考えられるようになってきている。

　2008年には，日本学術会議の健康・生活科学委員会看護学分科会で「看護職
の役割拡大が安全と安心の医療を支える」という提言がまとめられた。この提
言では看護師の現状や問題点が示された上で，看護師等の役割拡大が社会の
ニーズにどのように貢献できるかや，その具体的内容，制度の変更を含む対策
について言及されている。そして専門看護師について，「医師不在であっても
ある一定の裁量の幅をもって対応できる能力を持っている」として，裁量の幅
の拡大を求め，役割を拡大すれば有用性があるとしている。

　このようなかつて医師にしかできないとされてきたさまざまな業務を，肩代
わりできる可能性のある他の職種に振り分けようとする考え方は，看護師に限
らないメディカルスタッフの職種に当てはめられている。そしてこのような考
え方も，「チーム医療」と呼ばれている。

　2009年8月に厚生労働省に設置された「チーム医療の推進に関する検討会」
では，一定の処方や検査のオーダーのできるナース・プラクティショナー（NP）
や，外科の分野において医師の補助をするフィジシャン・アシスタント（PA）
も検討課題となった。

　NPの導入は，看護師がさらに教育訓練を積むことで，従来医師にしか認め
られていなかった医療行為の一部を行えるように役割を拡大して，医師や他の
メディカルスタッフとチームを組んで，円滑に医療を提供する体制を整えよう
とするものである。こうした看護師が役割を拡大することの必要性や専門職た

るべきであるという議論が，看護界内部からだけでなく医師集団からも出され
てきている点は注目に値する。

　ただし，医師集団も一枚岩ではなく，看護界も役割拡大に伴う責任の拡張を
懸念していた。さらに看護師の役割拡大に伴う医師の業務との境界を巡る論争
というのも，この検討会の内外であった。そして最終的に2010年3月に，処
方や検査オーダーの裁量権のあるNPではなく，医師の指示の下で従来よりも
高度な一定の医療行為ができる特定看護師（仮称）をモデル事業として開始す
ることが決定された。

　また，この検討会の報告書では，がん専門薬剤師や認定薬剤師などといった
専門性の高い資格を取る薬剤師が増えていることから，薬剤師の主体的な薬物
療法への参加が示唆された。また，臨床工学技士には現行では認められてい
ない，人工呼吸器装着患者の痰の吸引や動脈留置カテーテルからの採血とい
った業務が再検討されるべきことなども記されていた[5]。こうした業務拡大に
当たっても，「医師の指示の下」に行われるという原則によって成り立つ医療行
為に伴う責任のことが，医師からもメディカルスタッフからも問題化されてい
た。

〈3-2　メディカルスタッフについての社会学の課題〉

　最後に，このような現状に対して社会学はどのような貢献ができるかについ
て述べてみたい。

　ところで，社会学のアプローチでは，現実を成り立たしめているのは理論家
の「観念」ではなく，現場の人々が日常生活で現実（reality）として知っている
ところのものと考える（Berger and Luckmann［1966＝1977：24］）。よって，
このアプローチの意義は次のようなものである。第1に，現場において人々が
何を現実の問題として考えているかわかる。第2に，人々が見ている現実はそ
れぞれの立場によって異なり，問題も多様な捉え方をされるが，そうした問題
を整理できる。

　社会学によって，いきなり現実の問題を解決をすることは困難である。しか
し，少なくとも社会学は，問題解決に向けた行為を行う必要のある人々に，問
題対象を整理することによって，解決を探る手がかりを提供できると考えられ
る。たとえば筆者のこれまでの研究では，難しいといわれながらもめざされて

いる「チーム医療」について，そのしくみを解き明かすことを試みた[6]。そしてこの研究成果は，現場での問題解決の話し合いに役に立ったというフィードバックを医師やメディカルスタッフから受けてきた。

メディカルスタッフが直面する問題というのはこれまでにもあり，これからもあり続けるだろう。この章では主に専門職論という視座から，医師との対応におけるメディカルスタッフの特徴やチーム医療について概観してみたが，これはいわば職種間 inter-professional の問題を見てきたことになる。それと同時に，メディカルスタッフ内部（看護師同士や薬剤師同士など）の役割分担や地位の調整という職種内 intra-professional の問題も社会学の対象となりうるだろう（Nancarrow, SA, and Borthwick[2005], Currie, Finn and Martin[2008]）。

医療という領域も含めて現実社会の変化は，社会学という学問が現実に追いついてゆくよりスピードが早いように思われる。もちろんこの変化には，患者を含めた一般の人々の医療への望みや期待が反映されている。それらも含めて社会の変化を掴み取りつつ，社会学という道具をよく手入れして使いこなし，現場に何かしらの貢献ができる研究が期待される。

【註】

（1）フリードソンは，メディカルスタッフに対してだけでなく，患者に対しても医師の専門職支配を当てはめている。すなわち，患者はゲートキーパーとしての医師を通してのみ医療にアクセスでき，医師は患者との圧倒的な知識の差によって，自らのサービス内容の評価を自らができるという特権を持つ。

（2）マネジド・ケアは，1973年に制定された健康維持機構法（Health Maintenance Organization：HMO）を受けた，保健医療における経費を削減するためのあらゆるシステムのことを指す。マネジドケアによる医療の効率化は，医師だけでなくメディカルスタッフの業務にも負の影響を与え，専門職性を脅かしている（Weinberg[2003＝2004]）。

（3）メディカルスタッフの専門職化と，それに伴う医師とメディカルスタッフとの支配─従属という関係性の変化は，アメリカに限らず多くの西欧諸国に共通して認められる傾向である。こうしたメディカルスタッフの専門職化や医師との関係性の変化の度合いは国によって異なっており，アメリカが先頭を切っている。イギリスとドイツを比べると，イギリスのほうが看護師の専門職化が進み，一定の範囲で独自に医療行為を行えるため，医師との境界は流

動的になってきている。一方，ドイツでは医師だけが治療方針の決定者であり，看護師の医師に対する従属的性格は比較的強く残っている（Kuhlmann, Allsop and Saks［2009］）。

（4）「医療崩壊」がどのようにしてもたらされたかについては諸説あるが，一般的に経済情勢の停滞と高齢化への対応をするために，2002年から医療費の削減が始まったことが大きな要因と考えられている。医療サービスの需要はこれまでと変わらないのに，医療費が削減されたことのしわ寄せが医療専門職へと向かい，特に医師の労働は過酷になったといわれている。また，1990年代からは医療事故訴訟が急増し，特に訴訟の対象になりやすい産科の医師がお産を取り扱うことをやめて婦人科に特化するようになったり，多くの病院勤務医が難しい治療の危険性を避けるために開業医へと転身したりした。さらに，2004年に新研修医制度が導入されて医局が廃止されるようになり，これまで医局が担ってきた研修医の紹介制度がなくなり，研修医が大都市や人気病院に集中するようになった。このようなことが複合的な要因としてからみ合い，「医療崩壊」といわれる事態になったという。

　　また，医療の安全を確保したり，患者の権利を守るために，十分な説明をしてインフォームド・コンセントをとったり，各種の書類を作成することが今まで以上に求められるようになった。そして，そのために割く時間と労力が医師をさらに疲弊させていることも指摘されている。

（5）厚生労働省に設置された「チーム医療の推進に関する検討会」の報告書「チーム医療の推進について」は，以下のURLを参照されたい。
http://www.mhlw.go.jp/shingi/2010/03/dl/s0319-9a.pdf（2021年11月5日閲覧）

（6）筆者はかつて，チーム医療について書かれた医療従事者の論文を体系的に精読し，インタビューや参与観察などのフィールド調査を行い，医療に従事する当事者の考えるチーム医療とは何かを明らかにした。分析にあたっては，現場の人々がチーム医療という言葉でどういう意味内容を表そうとしているのかという志向性に注目し，「チーム医療」を専門性志向，患者志向，職種構成志向，協働志向の4つの要素に分類した。さらに詳しい内容については拙著を参照されたい（細田［2003］）。

【参考文献】

Abbott, A.：The System of Professions：An Essay on the Division of Expert Labor, The University of Chicago Press, 1988.

American Nurses Association：Educational Preparation for Nurse Practitioners and Assistants to Nurses：A Position Paper. New York, NY：The Association, 1965.

Berger, P. and Luckmann, T.：The Social Construction of Reality：A Treatise in the Sociology of Knowledge, Anchor Press/ Doubleday, 1996.（山口節郎訳：日常世界の構成―アイデンティティと社会の弁証法，新曜社，1977.）

Brint, S.：In an Age of Experts：The Changing Role of Professionals in Politics and Public Life, PrincetonUniversity Press, 1994.

Brown, E.：Nursing For The Future, A Report Prepared For The National Nursing Council, Russell Sage, 1948.（小林富美栄訳：ブラウンレポート―これからの看護，日本看護協会出版会，1966.）

Brown, R.：Rockefeller Medicine Man：Medicine and Capitalism in America, Berkeley, CA, University of California Press, 1979.

Chambliss, D.：Beyond Caring：Hospitals, Nurses, and the Social Organization of Ethics, 1996.（浅野祐子訳：ケアの向こう側―看護師が直面する道徳的・倫理的矛盾，日本看護協会出版会，2002.）

Conrad, P. and Schneider, J.W.：Professionalization, Monopoly, and the Structure of Medical Practice, The Sociology of Health and Illness：Critical Perspectives, eighth edition, p.194-200, 2008.

Currie, G., Finn, R., and Martin, G.：Accounting for the 'Dark Side' of New Organizational Forms：The Case of Healthcare Professionals, Human Relations, 61（4）, p.539-564, 2008.

Freidson, E.：Professional Dominance：Social Structure of Medical Care, University of Chicago Press, 1970.（進藤雄三，宝月誠訳：医療と専門化支配，恒星社厚生閣，1992.）

Foster G. and Anderson, B.：Medical Anthropology, John Wiley & Sons, New York, 1978.（中川米造監訳：医療人類学，リブロポート，1987.）

Goode, W.J. Community within a Community：The Profession, American Sociological Review, 22, p.194-200, 1957.

細田満和子：メディカル・プロフェッションの変容―職能集団としてみた看護婦を中心に―，ソシオロゴス 21，p.95-112，1997.

細田満和子：「チーム医療」の理念と現実―看護に生かす医療社会学からのアプローチ，日本看護協会出版会，2003.

Kuhlmann, E., Allsop, J. and Saks, M.：Professional Governance and Public Control：A Comparison of Healthcare in the United Kingdom and Germany,

Current Sociology, 57(4), 2009.

黒田浩一郎：コメディカルおよび非正統医療，In：黒田浩一郎・進藤雄三編，医療社会学を学ぶ人のために，世界思想社，p.60-79，1999.

Light, D.：Countervailing Power：The Changing Character of the medical profession in the United States, Conrad, P. (ed), The Sociology of Health and Illness：Critical Perspectives (Eighth Edition), New York, p.239-248, 2009.

McKinlay, J, and Darceau, L.：The end of the golden age of doctoring, Conrad, P. (ed), The Sociology of Health and Illness：Critical Perspectives (Eighth Edition), New York, p.213-239, 2009.

操華子：解説―米国におけるケアリング理論の探求，シモーヌ・ローチ，アクト・オブ・ケアリング―ケアする存在としての人間，ゆみる出版，p.206-224，1996.

Nancarrow, SA, and Borthwick, AM：Dynamic Professional Boundaries in the Healthcare Workforce, Sociology of Health and Illness, 27(7), p.897-919, 2005.

Porter, R.：Hospitals and Surgery, Porter Roy (ed.), The Cambridge History of Medicine, CambridgeUniversity Press, New York, p.176-210, 2006.

Rothman, D.：Stranger at the Bedside：A History How Law and Bioethics Transformed Medical Decision Making, New York, Basic Books, 1991.（酒井忠昭監訳，医療倫理の夜明け―臓器移植・延命治療・死ぬ権利をめぐって―，晶文社，2003.）

進藤雄三（医師），黒田浩一郎・進藤雄三編：医療社会学を学ぶ人のために，世界思想社，p.42-59，1999.

Starr, P.：The Social Transformation of American Medicine, New York, Basic Books, 1982.

Stein, LI.：The doctor-nurse game, Archives of General Psychiatry, 16(6), 1967, 699-703.

Stein, LI, Watts DT, Howell T.：The doctor-nurse game revisited. New England Journal of Medicine；322(8) p.546-549, 1990 Feb 22.

The national foundation.：1963 Annual report, New York, The National Foundation, 1964.

Weinberg, D.：Code Green：Money-Driven Hospitals and Dismantling of Nursing, 2003（勝原裕美子訳：コードグリーン―利益重視の病院と看護の崩壊劇，日本看護協会出版会，2004.）

＊本稿は，本書第1版の刊行にあたって書き下ろしたものです。

■■■『「チーム医療」の理想と現実』あとがき

　医療の世界を社会学の立場からのぞいてみるようになったのは，大学院の博士課程に入った頃からであった。当時存廃が議論されていた准看護婦（当時）の全国調査の責任者として，筆者の指導教官である似田貝香門先生が選ばれ，調査票の作成からデータ集計まで手伝いをさせていただいたのがきっかけだった。この作業は極めてハードなもので，特にデータ分析は締め切りまでの期限が短く，連日終電間際まで大学でパソコンと格闘し，膨大なデータを処理した。

　その過程で，准看護師と看護師との関係，看護師と医師との関係といった，医療における異なる資格を持つ人々同士の関係に関心を持つようになり，医療社会学の文献を集中的に読んだ。専門職論，権力論，組織論，ヘゲモニー論，歴史社会学等さまざまな視座からの研究があったが，その多くが，医療が医師による専門家支配の構造にあることを示し，それを批判するというスタイルのヴァリエーションであった。医療における人々の関係性を社会学の立場から理解するとは，こういうものなのかと思っていた矢先に，「チーム医療」という言葉に出会った。

　医療従事者同士の協働を含意する「チーム医療」は，専門職論や権力論に依拠する医療社会学が見ようとしなかった，医療のもう一つの領域なのではないか，直感的にそう思った。「チーム医療」とはいったい何なのかという疑問と興味が一気に湧いてきた。それからは，本や雑誌論文の記述で「チーム医療」とあると，必ずチェックした。するとどうやら「チーム医療」は医療界のキーワードになっているということもわかってきた。そのころ，ちょうど准看護婦調査も一段落つき，自分なりに「チーム医療」について調査をしてみたくなったので，「チーム医療」を推進していると定評のある某病院に，参与観察をしたいと希望し，計画書を提出し承認された。かくして1月半に及ぶ病院通いが始まった。

　そこで見えてきた世界は，異文化社会であると同時に，さほど我々とかけ離れた社会ではないと思えるような，極めて人間的な営みが行われている世界であった。この調査を通じて，医療社会学である種固定的な見方となっている，医師による専門家支配の構造も確かに一面では当てはまるが，それだけでは見えてこない側面がたくさんあることを感じた。むしろある固定的な見方をしていては見えない医療の現実がそこかしこにあり，固定的な見方から自由になって医療現象を眺めることで，医療にかかわりを持つ人々が織りなす複雑な現実，重層的な人間関係が見えてくることがわかった。そしてそれはまた，一定の局面においては医療の専門家支配を再確認することにもなった。

　その後も，いくつかの病院や診療所，さらには在宅医療という場所において，参与観察をする機会を得てきたが，その過程で医療の世界は社会学の格好のフィールドになり得るという確信がますます高まってきた。本書では「チーム医療」に焦点を当てて，医療における人々の関係性の複雑な現実について一定の整理を行ったが，それは医療の世界のごく一部を扱ったに過ぎない。医療の世界には，未だ社会学的研究がなされる余地が豊富にある。

　本書ができるまでには，たくさんの方々にお世話になった。

　当時はまだ学生だった筆者に対して，最もプライバシーを重視する場所の一つである病院あるいは診療所の門戸を開いてくださった管理者の方々，お忙しい中筆者が病院内をうろうろし，時には話しかけるのを許してくださった医療従事者の方々，闘病中で辛い状況であるにもかかわらずお話を聞かせてくださった患者の方々に深く感謝する。

　患者と呼ばれる方々の中でも特に，脳卒中による失語症を持つ患者会の会員ならびにご家族の皆様には，3年余りの間，お手伝いをさせていただきながら，たくさんのことを学ばせていただいた。この場を借りて心より御礼を申し上げたい。

　日本保健医療社会学会看護研究部会では，藤田保健衛生大学の渋谷優子

先生，日本赤十字看護大学の福島道子先生をはじめ，多くの看護研究の先生方にお世話になった。東京大学大学院の市野川容孝先生には，草稿段階の未熟な論文にコメントしていただき，多くの示唆をいただいた。順天堂医療短期大学の吉田澄恵氏は，社会学に造詣の深い成人看護学の研究者として，病院看護師としての経験を話してくれるインフォーマントとして，そして大切な友人として，私の研究内容を理解してくれ，多くの的確な指摘をしてくださった。

　学部から大学院博士課程にわたってご指導いただいた東京大学大学院の似田貝香門先生には，最初に記したように准看護婦調査へ参加する機会を与えていただき，医療社会学を研究するきっかけをつくっていただくとともに，現場の目線でものを見るという社会学の根本的な姿勢を学んだ。深く感謝したい。医療社会学における師である，ペンシルヴァニア大学名誉教授のルネ・フォックス先生にも感謝の気持ちを記したい。東京医科歯科大学の招聘で2001年に来日された折には，半世紀にわたる先生の医療社会学者としての研究歴のエッセンスと，医療現場における参与観察者たることを徹底して教えていただいた。あの1カ月あまりの濃密な時間が，今の医療社会学の研究者として私を醸成してくれたと思う。

　本書の元になる文章は雑誌『ナーシング・トゥデイ』に，2002年1月から2003年3月まで計15回で連載されたものである。この『ナーシング・トゥデイ』の編集委員のお一人で，連載の機会をつくってくださった聖路加看護大学の井部俊子先生に心より御礼申し上げる。連載時ならびに本書の出版に際してご尽力くださった，日本看護協会出版会の大川和夫氏，石川奈々子氏，辻尚子氏には，いつも助けられ，励まされた。改めて感謝の意を表する。

　最後に，いつも原稿の最初の読者であり，医師として貴重なインフォーマントになってくれた夫・細田徹と，零歳から保育園に行き，母に調査と執筆の時間を与えてくれた娘・翠に，ありがとうと言いたい。

2003年8月　著者記す

＊　お名前を挙げさせて頂いた方々の肩書きは，すべて当時。

■■■ [第 1 版] あとがき

　本書を著すことを思い立った最大のきっかけは，2011 年 8 月に東京で開催された日本看護管理学会で行った筆者の講演に対する井部俊子氏（聖路加看護大学学長）のご発言であった。筆者は「チーム医療とパブリック・ヘルス：人々の健康はみんなで守る」と題して，チーム医療の必要性や原理的な困難についての話をした。それに対して井部氏は，2003 年に『「チーム医療」の理念と現実』を上梓した後からのチーム医療の困難に関する理論的発展が見られないこと，地域との連携の枠組み提示の甘さをご指摘された。これは核心をつく指摘で，ケースとして把握していないために理論に組み入れられなかったとか，今後の課題にさせていただくといった苦し紛れの返答しかその時はできなかった。

　しかし，変化する社会状況や医療制度に対応しようとする「チーム医療」を探求すべきことは日頃から痛切に感じていた。そこでその反省を込め，上述の指摘に答えるために本書は書かれた。これで十分な答えになっているかどうかは諸氏の評価を待たなくてはならないが，現時点での到達点として，最大限の感謝の気持ちとともに受け止めていただきたいと思う。

　日本看護管理学会で講演をする機会を与えてくださった坂本すが氏（日本看護協会会長），本書の企画段階から貴重なアドバイスをいただいた日野原重明氏（日本看護協会出版会社長）にも，厚くお礼を申し上げたい。また，編集を担当してくださった石川奈々子氏（日本看護協会出版会）には緻密で的確な仕事ぶりで筆者をサポートしていただき，心から感謝している。

　最後に，たくさんのことを教えていただいた患者，患者家族，医療従事者，介護福祉従事者，ボランティアの皆様に，この場を借りて改めて御礼を申し上げたい。すでに鬼籍に入られた方も何人もいらっしゃるが，教えて頂いたことをしっかりと受け継ぎ，助け合い，共に生きる社会を繋いでいきたいと思う。

2012 年 5 月　筆者記す

■■■［第2版］あとがき

　これまであまり病気をしたことがなく，入院も出産以外ではしたことがなかった。ところが2020年12月に検診結果で精密検査となり，内視鏡のちょっと苦しい検査を受けることになった。痛さに顔をしかめる筆者の様子を見ていた看護師は，検査の間中，優しく背中をさすってくれた。どれほど助けになったか知れない。

　この時，2020年9月に92歳で逝去された恩師ルネ・フォックス氏（ペンシルヴァニア大学名誉教授）の2019年に刊行された学術的エッセイを思い出した。その一説には，こんなくだりがある。大学生だった1945年8月にポリオに罹患したフォックス氏は，当時の最先端技術である「鉄の肺」（人工呼吸器）で一命をとりとめた。入院した最初の夜に，看護師が枕元にやってきて，頭を寄せてひと呼吸ずつ一緒に息をしてくれたので，「鉄の肺」の治療を続けられた。「この夜のことは一生忘れないだろう」，とフォックス氏は書く。

　フォックス氏はその後，臓器移植などの先端的医療や国境なき医師団などの国際医療援助などをテーマに医療社会学者として重要な業績を残していくが，「ケア」や「医療専門職の人間の条件」への関心を一貫して持ち続け，医療における人間的要素（Medical Humanities）を重んじていた。筆者もまた，背中をさすってもらったおかげでつらい検査に耐えることができた経験をし，医療における人間的関わり（Human Engagement）がいかに重要であるかを実感した。

　同じ病気を持つ者同士の支え合いであるピアサポートの大切さも，病気をとおして改めて認識した。病気になると，「当たり前だと思っていた自明の世界が崩壊する」ことを多かれ少なかれ経験するが，一人ではないという安心感は何物にも代えがたい。病気になったからといって，動揺せず，諦めすぎることなく，病と共に生きる新しい生活を，みんなができるようになることが望まれる。本書でも紹介したように，こうした動きを促進するような当事者団体や支援団体が，日本中にできてきている。これらは，健康

に関する社会運動（HSMs；Health Social Movements）ととらえられ，当事者（患者）・市民協働参画（PPI；Patient and Public Involvement）の医療を推し進め，患者・利用者本位の新しい医療社会への扉を開こうとしている。

　本書の執筆にあたって，多くの方々にお世話になった。中島由美子氏，木下真里氏，池亀俊美氏，権守礼美氏，関口奈津子氏，金城瑞季氏，金城義朗氏には，特定看護師や診療看護師（NP）が働く現場の様子や課題についてインタビューをさせていただいた。長谷川幹氏，鈴木美穂氏，宿野部武志氏，篠原三恵子氏には，立場や職種を超えた患者主体の社会変革を目指す団体の動きを見せていただき，たくさんのことを教えていただいた。そのほか，大勢の患者，患者家族，医療・福祉・介護従事者，ボランティアの皆様から，大切な気づきを与えていただいた。日本看護協会出版会の桜木涼子氏には，出版に至るまでの長い道のりを丁寧に寄り添っていただいた。皆さまに心からの感謝の気持ちを捧げたい。

　最後に，医療で最も大事なのが医療者と患者との信頼関係であると言い続ける医師である夫・細田徹，医療職を目指して大学院で学ぶ長女・翠，環境学で地球の健康を守ろうしている次女・茜にありがとうと言いたい。今より良い未来に向けて，これらも共に歩んでいきたい。

2021 年 10 月　筆者記す

索引

著者紹介 細田満和子（ほそだ みわこ）

星槎大学大学院教授。1992年東京大学文学部社会学科卒業。2002年同大学大学院人文社会系研究科博士課程修了。博士（社会学）。コロンビア大学メイルマン公衆衛生大学院アソシエイト，ハーバード公衆衛生大学院フェローを経て，現職。専門は社会学，医療社会学，生命倫理学，公衆衛生学。著書に『「チーム医療」の理念と現実』（日本看護協会出版会），『脳卒中を生きる意味』（青海社），『パブリックヘルス 市民が変える医療社会』（明石書店），『知って得する予防接種の話』（東洋経済新報社），『グローカル共生社会へのヒント』（星槎大学叢書，かまくら春秋社）などがある。

「チーム医療」とは何か　第2版
患者・利用者本位のアプローチに向けて

2012 年 5 月 10 日　第 1 版 第 1 刷発行	〈検印省略〉
2020 年 3 月 30 日　第 1 版 第 6 刷発行	
2021 年 11 月 25 日　第 2 版 第 1 刷発行	

著　　者───細田満和子（ほそだ みわこ）

発　　行───株式会社 日本看護協会出版会
　　　　　　〒150-0001　東京都渋谷区神宮前5-8-2　日本看護協会ビル4階
　　　　　　〈注文・問合せ／書店窓口〉TEL／0436-23-3271　FAX／0436-23-3272
　　　　　　〈編集〉TEL／03-5319-7171
　　　　　　https://www.jnapc.co.jp

装丁・デザイン───臼井新太郎
イラスト───────田口実千代

印　　刷───株式会社 教文堂

©2021　Printed in Japan　　　　　　　　　　　　ISBN978-4-8180-2361-1